王满恩　薛建英　编著

中医诊断快快记忆法

化学工业出版社

·北京·

本书以新版《中医诊断学》教材为依据，引入谐音联想为主的综合趣味记忆法，可帮助读者很快记住中医诊断学内容，使读者获得学习乐趣，改变学中医诊断学枯燥乏味的观念，从而增强学习的主动性、积极性；为记忆法、教学法研究增添新实例，填补中医诊断学记忆法的空白。本书可作为参加各类中医学考试学生的辅导用书，也可作为各类中医药学校教师的教学参考书。

图书在版编目（CIP）数据

中医诊断快快记忆法 / 王满恩，薛建英编著. —北京：化学工业出版社，2019.11（2025.3重印）

ISBN 978-7-122-35170-8

Ⅰ. ①中… Ⅱ. ①王… ②薛… Ⅲ. ①中医诊断学－中医学院－教材 Ⅳ. ① R241

中国版本图书馆 CIP 数据核字（2019）第 203337 号

责任编辑：李少华　　　　装帧设计：关　飞

责任校对：杜杏然

出版发行：化学工业出版社

（北京市东城区青年湖南街 13 号　邮政编码 100011）

印　　装：大厂回族自治县聚鑫印刷有限责任公司

710mm×1000mm　1/32　印张 $7^{1}/_{2}$　　字数 206 千字

2025 年 3 月北京第 1 版第10次印刷

购书咨询：010-64518888　　售后服务：010-64518899

网　　址：http：//www.cip.com.cn

凡购买本书，如有缺损质量问题，本社销售中心负责调换。

定　　价：25.00 元　

编写说明

一、本书的产生

以前我教中医诊断学课程时编了一些记忆方法，给备考复习的学生讲授。学生们用此法都顺利通过了考试，这使我有信心将它推向社会。我结合现在本科中医诊断学教材，对原方法进行全面修订，正式出版。书名中的“快快”，意思是“快速”“快乐”。希望本书能和我以前编写的《中药功效“快快”记忆法》和《方剂组成功用“快快”记忆法》一样，让更多的同学受益。

二、本书内容

1. 本书内容主要分原文、记忆法、习题三块。原文和记忆法列成表格，习题附在相应表格之下。

2. 原文是从中医诊断学教材（李灿东主编）里选出必考的、难记的内容。章节顺序基本与教材相同，有些内容为方便记忆，重新进行了编排。未选内容并非不重要，只是极少考。原文中有一些容易读错的字，按照字典标了拼音。

3. 记忆法在表格右列，不同的内容用不同的方法。如：望诊用到了“规律记忆法”“动作记忆法”“口诀记忆法”；闻诊和问诊用到了“关键词记忆法”“多次重复记忆法”；切诊用到了“儿歌记忆法”“字形记忆法”“谐音联想记忆法”等。

4. 本书习题多来自以前的考题，做习题也是一种有效的记忆法，可以把大家带入实战环境。

5. 书中的“考点分析”和表格里的“注”，是作者的一些经验之谈，仅供参考。

三、几点说明

1. 本书是中医诊断学复习备考用书，主要帮助解决“记不住”的问题。

2. 本书不能代替教材。

3. 本书的记忆方法不是每个人都适用，但可以给你一些启发。提倡读者自己编记忆方案，只有自己编的才记得最牢。

最后，祝同学们学习进步，考试顺利，高分过关！

王满恩

2019 年 10 月于山西太原

目　录

第二章　闻　诊　/071

第三章　问　诊　/087

第四章　切　诊　/135

第五章　八纲辨证　/157

第六章　病性辨证　/167

第七章　病位辨证　/183

绪论

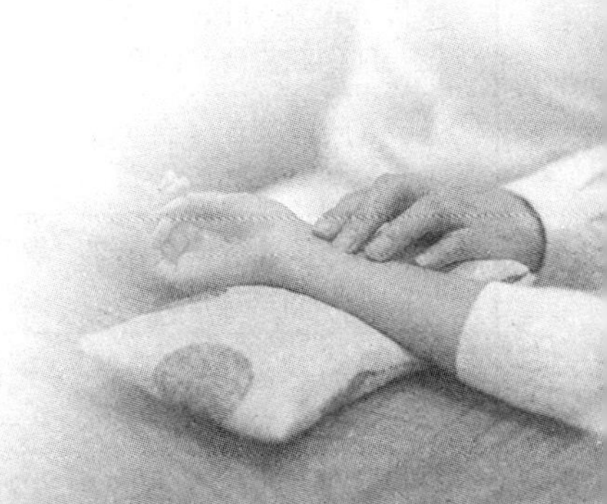

一、医家医著

考点分析

1. 医家医著的题极少，这里选了一些常考内容。

2. 原文是课本内容，其中的红字是关键词，与右列红字对应。右列口诀是关键词（有的是谐音）。

3. 先记口诀，再试着背原文，最后做题巩固。

原文	记忆口诀（关键词原文）
汉墓《阴阳脉死候》是现存最早的诊断专书	最早诊断阴阳脉
东汉张仲景：辨证论治体系创始人，六经辨证、脏腑辨证	张仲景，变六脏 （张仲景　辨六脏）
西汉淳于意（仓公）创立“诊籍”	淳于意，创诊籍
西晋王叔和：《脉经》，我国最早的脉学专著	王叔和卖鲸 （王叔和脉经）
隋代巢元方：《诸病源候论》，我国第一部病源与病候诊断的专著	巢氏病源
宋元间敖继翁：《金镜录》，我国现存的第一部舌诊专著	熬几瓮进京蛇 （敖继翁金镜舌）
金元刘昉：《幼幼新书》，现存最早的小儿指纹诊法文献	留房，又有指纹 （刘昉　幼幼指纹）
明代张介宾：《景岳全书》，“十问歌”“二纲六变”	张景岳问儿刚六遍 （张景岳问二纲六变）
明代李时珍：《濒湖脉学》27脉	李濒湖，二十七

续表

原文	记忆口诀（关键词原文）
清代叶天士：《温热论》，创卫气营血辨证	叶天士喂（叶天士卫）
清代吴鞠通：《温病条辨》，创三焦辨证	吴鞠通嚼（吴鞠通焦）

考题举例

填空题

清代医家________创立卫气营血辨证，________创立三焦辨证。

单选题

1. 以“十问”来总结问诊的医学家是（　　）

   A. 张仲景　B. 张从正　C. 叶天士
   D. 吴鞠通　E. 张景岳

2. 现存第一部舌诊专著是（　　）

   A.《彩图辨舌指南》　B.《金镜录》　C.《伤寒舌鉴》
   D.《舌鉴辨正》　E.《舌诊研究》

3. 现存最早的脉学专著是（　　）

   A.《濒湖脉学》　B.《脉经》　C.《洄溪脉学》
   D.《三指禅》　E.《诊家正眼》

4. 创立六经辨证的医学家是（　　）

   A. 张景岳　B. 朱丹溪　C. 张仲景
   D. 叶天士　E. 刘河间

5. 金元时期辨证重视四诊合参的医家是（　　）

   A. 李东垣　B. 刘河间　C. 朱丹溪
   D. 张从正　E. 危亦林

6. 我国现存最早的脉学专著《脉经》的作者是（　　）

   A. 李延罡　B. 王叔和　C. 周学霆
   D. 周学海　E. 李时珍

二、中医诊断学的主要内容

原文	关键词提示
中医诊断学主要包括诊法、诊病、辨证和病历书写等内容	真真便利（诊诊辨历）
“症状”是指患者对痛苦或不适的自我感受，如头痛、耳鸣、胸闷、腹胀等	症状—主观
“体征”是指医生运用望、闻、问、切等方法获得的具有诊断意义的客观征象，如面色白、喉中哮鸣、大便腥臭、舌苔黄、脉浮数等	体征—客观

考题举例

单选题

1. 不属于中医诊断学的主要内容是（　　）
   A. 诊法　　B. 诊病　　C. 辨证
   D. 治法　　E. 病案
2. 不属于“体征”的是（　　）
   A. 胸闷　　B. 面白　　C. 形胖
   D. 脉细　　E. 苔黄

三、中医诊断的基本原理

<table>
<tr><th>原文</th><th>记忆口诀（关键字原文）</th></tr>
<tr><td>司外揣内；
见微知著；
以常衡变；
因发知受</td><td>口诀：里外为厂发
（理外微常发）
联想：里里外外都是在为厂子发财</td></tr>
<tr><td colspan="2">说明：❶ 里（理）是“基本原理”，下面还有“基本原则”，别记混了
❷ 从里可想到“外”，再联想到“内”。外、内前面各加一字—司外揣内。同样，由为—微—著—见微知著。其他的同此
❸ 必须先念熟了才能这样简化。也许你念熟了不用口诀也就记住了</td></tr>
</table>

考题举例

填空题

中医诊断的基本原理包括司外揣内、__________、__________、__________。

单选题

下列哪项不属中医诊断的基本原理（　　）

A. 司外揣内　　B. 见微知著　　C. 以常衡变
D. 因发知受　　E. 病证结合

多选题

下列哪些属于中医诊断的基本原理（　　）

A. 四诊合参　　B. 见微知著　　C. 司外揣内
D. 病证结合　　E. 以常衡变

四、中医诊断的基本原则

原文	记忆口诀（关键字原文）
整体审察； 四诊合参； 病证结合； 动静统一	口诀：原则整死病动 （原则整四病动） 联想：防止禽流感的原则是整死得病的动物 “整”—整体—整体审查 “死”—四—四诊—四诊合参 “病”—证—病证结合 “动”—静—动静统一

考题举例

填空题

中医诊断的基本原则包括整体审查、__________、__________、__________。

多选题

不属于中医诊断基本原则的是（　　）

A. 四诊合参　　B. 见微知著　　C. 以常衡变

D. 动静统一　　E. 因发知受

第一章 望诊

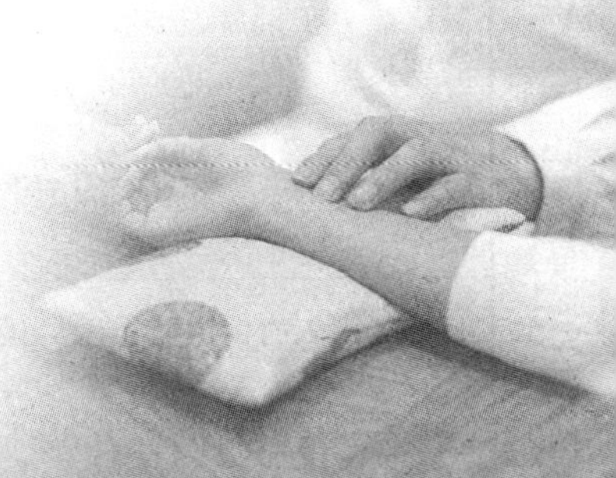

第一节　全身望诊

一、望神的基本概念

原文	关键词提示
广义之神，即“神气”，指脏腑功能活动的外在表现 狭义之神，即“神志”，指人的意识、思维、情志活动	神气：脏腑活动外现 神志：意识思维情志
望神是对神气与神志的综合观察判断	望神＝神气＋神志
精气是神的物质基础，神是精气的外在表现	精气：神的物质基础
少神：精气轻度损伤，脏腑功能减退，见于素体虚弱者、轻病或疾病恢复期	少神轻伤
失神：精气大伤，脏腑功能严重受损，机能衰竭，预后不良	失神大伤
假神：久病、重病患者，精气本已极度衰竭，突然出现神气暂时“好转”的假象	假神：极衰，突然好转

考题举例

填空题

神的物质基础是__________。

名词解释

假神

判断题

1. 望神，就是诊察患者精神意识活动，以了解病情轻重，推测预后的吉凶。（ ）

2. 假神是精气大伤，机能衰竭，预后不良。（ ）

3. 素体虚弱者常出现失神症状。（ ）

简答题

何谓假神？如何区别假神与病情好转？

二、得神、少神、失神、假神的鉴别

考点分析

1. “四神”几乎每考必有，尤其是少神、失神的鉴别。

2. 先按提示记口诀，再练习默写原文。

鉴别点	有神（得神）	假神
目	两目灵活，明亮有神	原本目光呆滞，突然浮光暴露
神	神志清晰，表情自然	本已神昏，突然神识似清
面	面色红润，含蓄不露	本为面色晦暗，突然颧红如妆
体	肌肉不削，反应灵敏	久病卧床不起，忽思活动
食	饮食如常	久不能食，突然索食
言	语言清晰，对答如流	本不言语，突然言语不休

续表

鉴别点	少神（神气不足）	失神（无神）
目	两目晦滞，目光乏神	两目晦暗，瞳神呆滞
神	精神不振，思维迟钝	精神萎靡，意识模糊
面	面色少华，色淡不荣	面色无华，晦暗暴露
体	肌肉松软，动作迟缓	形体羸瘦，反应迟钝
食	食欲减退	毫无食欲
言	声低懒言	低微断续，言语失伦

记忆提示：

❶ 有神是健康人，少神是体虚患者，失神是重病患者，假神是临终患者

❷ 有神者都是正常状态，假神者都有“突然”二字——这两条好记。重点区别少神和失神

❸ 记少神特有的字：减少步伐懒欢送（少神减、少、不、乏、懒、缓、松），失神没有这些关键字

❹ 记失神特有的字：十神呆暗无事，反应迟钝（失神呆、暗、无、失、反应迟钝）。想象：十个神仙呆在黑暗处就无事，就是反应迟钝点

考题举例

单选题

1. 少神的症状是（　　）

A. 目光晦滞　　B. 瞳神呆滞　　C. 精神萎靡

D. 声音低微断续　　E. 反应迟钝

2. 失神的病人突然神志清醒、语言不休者属（　　）

A. 神乱　　B. 无神　　C. 假神

D. 有神　　E. 少神

多选题

失神的症状是（　　）

A. 两目晦暗　　B. 目光乏神　　C. 思维迟钝

D. 反应迟钝　　E. 言语失伦

三、神乱

考点分析

神乱也是每卷必有的内容，先记口诀，再练习默写原文。

原文		关键词谐音（关键词原文）
脏躁（心胆气虚）	焦虑不安，心悸不宁，或恐惧胆怯，不敢独处一室	口诀：藏皂角祭孔 （脏躁焦悸恐） 联想：用西藏的皂角祭奠孔子
癫病或痴呆（痰蒙心神）	神识痴呆，表情淡漠，喃喃自语，哭笑无常	口诀：癫痴呆囡囡淡漠哭笑 （癫痴呆喃喃淡漠哭笑） 联想：有个癫痴的呆囡囡（女孩）表情淡漠，先哭后笑
狂病（痰火扰神）	狂妄躁动，呼笑怒骂，打人毁物，不避亲疏，甚或登高而歌，弃衣而走，妄行不休，力逾常人	口诀：狂虎打壁灯，妻往里 （狂呼打避登　弃妄力） 联想：疯狂的老虎打碎壁灯，它妻子吓得往里面钻

续表

原文		关键词谐音（关键词原文）
痫病 （风痰蒙心）	猝然扑倒，不省人事，口吐涎沫，口出异声，四肢抽搐，醒后如常	口诀：仙岛师徒生丑星 （痫倒事吐声抽醒）
记忆提示： ❶ 先记谐音口诀，脑子里尽量形成形象，如：呆囡囡、狂老虎都是什么样子。想得越逼真，记得越牢 ❷ 将口诀与括号里的原文对比，知道每个字的原字是什么 ❸ 试从口诀的一个字，想起完整原文。多练几遍就行了。注意：癫、狂口诀的第一个字既是病名也是症状		

考题举例

单选题

1. 癫病的主要病机为（　　）

A. 气郁化火，痰火扰神　　B. 阳明热盛，扰乱神明

C. 气结痰浊，蒙蔽心神　　D. 肝风挟痰，蒙蔽清窍

E. 温病热入心包

2. 焦虑不安，心悸不宁，恐惧胆怯，是（　　）的症状。

A. 癫病　　B. 痫病　　C. 脏躁

D. 狂病　　E. 以上都不是

多选题

属于痫病的是（　　）

A. 猝然扑倒　　B. 狂妄躁动　　C. 呼笑怒骂

D. 四肢抽搐　　E. 口出异声

简答题

失神与神乱均有神志失常表现，两者有何不同？

四、望色基本概念

考点分析

1. 这部分内容常出主观题，最好是原文全记。
2. 可先记关键词，再记全文。

原文	关键词提示
常色特点：红黄隐隐，明润含蓄	常色红、明
主色：个人生来所有、一生基本不变的肤色	主色生来，一生
客色：因季节、气候、昼夜等外界因素变动而发生相应变化的肤色	客色外界
病色特点：面色晦暗枯槁或暴露浮现	病色会哭、包袱（病色晦枯　暴浮）
善色（气至）：五色光明润泽	善色光、润
恶色（气不至）：五色晦暗枯槁	恶色晦、枯

考题举例

名词解释

主色

填空题

1. 常色的特点是____________和____________。
2. 病色的特点是____________、____________。

五、五色主病（一）

原文	关键词谐音口诀（关键词原文）
赤色：主热证，亦可见于真寒假热之戴阳证 黄色：主脾虚、湿证	口诀：吃热带羊黄师许 （赤热戴阳黄湿虚） 联想：吃"热带羊"要黄药师允许
青色：主寒证、气滞、血瘀、疼痛、惊风	口诀：请锋涵洞去治鱼 （青风寒痛气滞瘀） 联想：请欧阳锋到涵洞去治疗鱼病
白色：主虚证、寒证、失血、夺气	口诀：白色虚汗失血气 （白色虚寒失血气） 联想：出白色的虚汗是失去了血气
黑色：主肾虚、寒证、水饮、血瘀、疼痛	口诀：黑饮寒冬愈肾虚 （黑饮寒痛瘀肾虚） 联想：黑色饮料在寒冬能治愈肾虚病
这四句口诀非常重要，一定要牢记，在记分部望诊、舌诊时也能用上	

考题举例

填空题

面色青，多主____证、____证、____证及________。

单选题

1. 望面色五色诊中，白色多主（　　）
   A. 瘀血证　　B. 虚热证　　C. 寒证
   D. 失血证　　E. 戴阳证
2. 以下所列项目不属白色主病范围者为（　　）
   A. 夺气　　B. 脱血　　C. 虚证
   D. 寒证　　E. 水饮
3. 下列哪一项不是黑色主病（　　）
   A. 寒证　　B. 气滞　　C. 痛证
   D. 瘀血　　E. 肾虚

多选题

1. 面色白者多主（　　）
   A. 瘀血证　　B. 虚证　　C. 寒证
   D. 失血证　　E. 阴虚证
2. 面色发白的主病有（　　）
   A. 寒证　　B. 血虚证　　C. 失血证
   D. 惊风　　E. 气虚证
3. 面色发黄的主病有（　　）
   A. 脾虚　　B. 伤暑　　C. 虚寒
   D. 血瘀　　E. 湿证
4. 面色发青的主病是（　　）
   A. 寒证　　B. 痛证　　C. 血瘀
   D. 痰饮　　E. 惊风
5. 面色发黑的主病有哪些（　　）
   A. 寒证　　B. 痛证　　C. 血瘀
   D. 水饮　　E. 惊风

简答题

简述五色主病。

六、五色主病（二）

	原文	关键词提示
赤	口诀："赤热戴阳"	
	实热证：满面通红、目赤 虚热证：午后两颧潮红 戴阳证：久病重病患者面色苍白，却时而颧赤泛红如妆、游移不定，属真寒假热，病情危重	实热满面红， 虚热颧潮红， 假热颧如妆（戴阳） 注：可用手在脸上比划着记
黄	口诀："黄湿虚"	
	黄胖：面色黄而虚浮者，属脾虚湿蕴 黄疸：面目一身俱黄者 黄而鲜明如橘皮者，称为阳黄—湿热蕴结 黄而晦暗如烟熏者，称为阴黄—寒湿困阻 萎黄：面色黄而枯槁无光，多属脾胃气虚，气血不足	黄胖：虚浮脾虚湿 黄疸：面目一身黄。 阳黄鲜明属湿热； 阴黄晦暗因寒湿 萎黄：脾胃气血虚
	注：阴黄、阳黄是必考内容，原文全记	
青	口诀："青风气滞寒痛瘀"	
	小儿眉间、鼻柱、唇周发青者，多属小儿惊风	风，指小儿惊风（用手指自己的眉间鼻柱到唇周，说"青风"）
	面色淡青或青黑者：多属阴寒内盛、疼痛剧烈	寒痛：淡青、青黑

续表

<table>
<tr><th colspan="2">原文</th><th>关键词提示</th></tr>
<tr><td rowspan="2">青</td><td>突见面色青灰，口唇青紫，肢凉脉微，多属心阳不振、心脉闭阻之象，可见于胸痹、真心痛等患者
久病面色与口唇青紫者，多属心气、心阳虚衰，心血瘀阻；或肺气闭塞，呼吸不利</td><td>瘀血：青紫（新病实、久病虚）</td></tr>
<tr><td>面色青黄（即面色青黄相兼，又称苍黄）者，多属肝郁脾虚、血瘀水停</td><td>联想链：
青—肝，黄—脾——肝郁脾虚
肝—血，脾—水——血瘀水停</td></tr>
<tr><td rowspan="3">白</td><td colspan="2">口诀：“白色虚寒失血气”</td></tr>
<tr><td>面色㿠白者，多属阳虚寒证
㿠白虚浮者则多属阳虚水泛
面色淡白无华，唇、舌色淡者，多属气血不足，或见于失血患者
面色苍白伴大出血者，为脱血
面色苍白伴四肢厥冷、冷汗淋漓等，多属阳气暴脱之亡阳证</td><td>㿠白：虚寒
㿠白虚浮：阳虚水泛
淡白：气血虚

苍白大出血：脱血
苍白肢厥、冷汗：亡阳</td></tr>
<tr><td colspan="2">注：㿠白虚浮是阳虚水泛；面黄虚浮是脾虚湿蕴——“虚浮”都有虚有水湿</td></tr>
</table>

续表

原文		关键词提示
黑	口诀：“黑饮寒痛瘀肾虚”	
	眼眶周围发黑，多属肾虚水饮内停，或寒湿带下	眶周黑：水饮，或寒湿带下
	面色紫暗黧黑，伴有肌肤甲错，多属瘀血，为瘀阻脉络，肌肤失养所致	紫黧黑甲错：瘀血
	面色黧黑晦暗，多属肾阳亏虚，为阳虚火衰，失于温煦，浊阴上泛所致	黧黑：肾阳虚
	面色黑而干焦，多属肾阴亏虚，为阴虚内热，虚火灼精所致	焦黑：肾阴虚

考题举例

填空题

眼眶周围发黑多属________或________。

判断题

面、目、身俱黄且黄色晦暗如烟熏者，为阴黄。（　　）

简答题

1. 简述面白的分类与主病。
2. 何谓黄疸？如何区别阳黄、阴黄？

单选题

1. 阳气暴脱的病人多见（　　）

A. 面色淡白　B. 面色㿠白　C. 面色晦暗
D. 面色苍白　E. 面色青黑

2. 眼眶周围发黑者多属于（　　）

A. 肾阴虚　　B. 寒凝气滞　　C. 肾虚水饮

D. 寒盛痛剧　　E. 瘀血内阻

3. 面色皖白虚浮，多属于（　　）

A. 阳虚水泛　　B. 血虚　　C. 阴寒内盛

D. 气虚　　E. 阳气暴脱

4. 小儿惊风多见（　　）

A. 面色淡青或青黑　　B. 面色与口唇青紫

C. 眉间、鼻柱、唇周发青　　D. 面色青黄而无华

E. 面黑暗淡或黧黑

七、望色十法

原文	关键词提示
浮沉分表里。面色浮转沉—邪由表入里；沉转浮—邪由里出表	浮主表，沉主里
清浊审阴阳。面色从清转浊—病由阳转阴；从浊转清—病由阴转阳	清主阳，浊主阴
微甚别虚实。面色由微转甚—因虚而致实；由甚转微—由实转虚	微（色淡）主虚，甚（色深）主实
散抟辨新久。散转抟—邪渐聚；抟转散—邪将解	散（色疏散）主新病，抟（tuán，色壅滞聚结）主久病
泽夭测成败。面色由泽转夭—病趋重危；由夭转泽—病情好转	泽（色润泽）主病轻可治 夭（色枯槁）主病重难治

考题举例

单选题

1. “望色十法”中“抟”是指（　　）

A. 面色壅滞　　B. 面色浊暗　　C. 面色深浓

D. 面色枯槁　　E. 面色清明

2. 望面色的清浊可测疾病的（　　）

A. 表里　　B. 虚实　　C. 新久

D. 阴阳　　E. 成败

第二节　局部望诊

一、眼目五轮分属

原文		关键词提示
肉轮	眼睑—属脾	肉—眼睑是肉，肉属于脾
血轮	两眦血络—属心	血—目眦发红，红是血色，血属于心
气轮	白睛—属肺	气—属于肺，肺在五行对应白色
风轮	黑睛—属肝	风—在五行对应肝，黑睛是树皮色（木色）
水轮	瞳孔—属肾	水—在五行对应黑色，瞳孔是黑色，属肾

考题举例

单选题

1. 目部五脏分属中的“血轮”是指（　　）

A. 目眦　　B. 白睛　　C. 黑睛

D. 眼睑　　E. 瞳仁

2. 根据目部分属五脏理论，瞳仁属（　　）

A. 心　　B. 肺　　C. 脾

D. 肝　　E. 肾

3. 目部五脏分属中的“肉轮”是指（　　）

A. 目眦　　B. 白睛　　C. 黑睛

D. 眼睑　　E. 瞳仁

二、分部望色

考点分析

1. 将分部望色归纳到一起，便于总结规律，减少记忆难度。

2. 分部望色基本与无色主病（一）的规律一致，建议先看关键词提示，掌握共同规律，再看原文。

3. 这部分出题较少，如时间不够可先复习其他内容。

（一）红色主病

<table>
<tr><th colspan="2">原文</th><th>关键词提示</th></tr>
<tr><td rowspan="2">面肿</td><td>抱头火丹：颜面红肿，色如涂丹，焮热疼痛，多由风热火毒所致</td><td rowspan="4">红赤病变都属热证。头面部红肿多为风热（或实热）火毒上攻
注：大头瘟、痄腮、发颐都属红肿，只是书上未提而已</td></tr>
<tr><td>大头瘟：头肿大如斗，面目肿甚，目不能开，伴壮热、口渴、苔黄者，因天行时疫，毒火上攻所致</td></tr>
<tr><td rowspan="2">腮肿</td><td>痄腮：一侧或两侧腮部以耳垂为中心肿起，边缘不清，按之有柔韧感及压痛，因外感温毒所致</td></tr>
<tr><td>发颐：颐颔部肿胀疼痛，张口受限，伴有寒热者，为阳明热毒上攻所致</td></tr>
</table>

续表

	原文	关键词提示
目赤	目赤伴见肿痛，多属实热证	眼红肿也都属风热或实热上攻
	全目赤肿，多为肝经风热上攻	
	眼丹：整个胞睑漫肿，红如涂丹，热如火灼，化脓溃破，为风热毒邪或脾胃蕴热，上攻于目	
	针眼：胞睑边缘起节肿，状如麦粒，红肿痒痛，易成脓溃破者，风热毒邪相搏客于胞睑，或脾胃蕴积热毒，上攻于目	
	睑缘赤烂，多为脾经湿热	眼各部分红色病变提示相应脏腑有热。与五轮对应
	两眦赤痛，多为心火上炎	
	白睛发红，多为肺火	
	天行赤眼：白睛红赤灼热，眵（chī）多黏结，羞明畏光，有传染性者，多为感受时邪热毒所致	红赤有传染性—感时邪热毒
耳	耳轮红肿：肝胆湿热或热毒上攻	耳红肿多属热火上攻
	耳廓肿大，伴见色红：为邪气实，多属少阳相火上攻	
	耳疖：耳道局部红肿疼痛，突起如椒目状，多因邪热搏结耳窍所致	
	小儿耳背有红络，耳根发凉：麻疹先兆 注：麻疹色红，热毒所致	

续表

<table>
<tr><th colspan="2">原文</th><th>关键词提示</th></tr>
<tr><td rowspan="7">鼻</td><td>鼻端色赤为肺脾蕴热</td><td rowspan="3">鼻红也属热证</td></tr>
<tr><td>鼻头红肿疼痛：属邪热盛，常见于胃热或血热</td></tr>
<tr><td>酒齄（zhā）鼻：鼻及鼻周围皮色暗红或血络扩张，伴丘疹、脓疱或鼻赘，多因肺胃蕴热，血瘀成齄所致</td></tr>
<tr><td>鼻衄（nǜ）：鼻腔出血，外感引起者，多因风热犯肺、燥邪伤肺所致</td><td rowspan="4">血也是红色，急性出血多属热证
注：慢性出血多属气不摄血，不是热证。属例外</td></tr>
<tr><td>鼻出血量多，色深红质稠者，多因肝火犯肺或胃火炽（chì）盛，迫血外溢</td></tr>
<tr><td>倒经：妇女经期鼻衄，随月经周期而作，多因肝郁化火犯肺或阴虚肺热</td></tr>
<tr><td>鼻血色淡红而质稀，多因脾不统血，血不循经而外溢所致</td></tr>
<tr><td rowspan="2">口</td><td>口疮：口腔内膜上出现黄白色如豆大、表浅的小溃疡点，周围红晕，局部灼痛者，多因心脾积热或阴虚火旺所致</td><td rowspan="2">口唇红肿溃烂属热证。
注：鹅口疮若擦去表面斑膜，露出红色创面</td></tr>
<tr><td>鹅口疮：小儿口腔舌面满布片状白屑，多因感受邪毒，心脾积热，上熏口舌或肾阴亏损，虚火上炎所为</td></tr>
</table>

续表

原文		关键词提示
唇	唇边生疮，红肿疼痛，为心脾积热	
	唇色深红，多属热盛	
	唇深红干燥，属热盛伤津	
	口唇糜烂，多因脾胃积热上蒸，热邪灼伤唇部所致	
	唇内溃烂，其色淡红，为虚火上炎	
牙龈	牙龈红肿疼痛，多因胃火亢盛，火热循经上熏牙龈所致	牙龈红肿、溃烂或出血都属热证
	牙疳：牙龈溃烂，流腐臭血水，牙齿脱落，口气腐臭者，多为胃腑积热，复感风热或疫疠之邪，邪毒上攻牙龈所致	
	齿衄：牙缝出血，多因胃肠实热所致，也可因胃、肾阴虚，虚火上炎，脉络受损，或脾不统血所致 注：脾不统血的出血不属热证	
咽喉	新病咽部深红，肿痛较甚，多属实热证，因风热邪毒或肺胃热毒壅盛所致	咽喉红肿或溃烂，均为热证
	久病咽部嫩红，肿痛不甚，多属阴虚证，因肾阴亏虚，虚火上炎所致	

续表

原文		关键词提示
咽喉	乳蛾（喉蛾）：咽部一侧或两侧喉核红肿突起，形如乳头，或如蚕蛾，因风热外侵，邪客肺卫；或肺胃热盛，壅滞喉核。若喉核肿胀，热痛不甚，经久不消，时作时止，反复不已，多因肺肾阴虚，虚火上炎，气血瘀滞所致	
	喉痈：咽喉部红肿高突，疼痛剧烈，吞咽、言语困难，身发寒热，多因脏腑蕴热，复感外邪，热毒客于咽喉所致	
	新病咽部溃烂，分散表浅，周围色红，为肺胃之热轻浅	
	咽部溃烂成片或洼陷，周围红肿，为肺胃火毒壅盛，蒸灼肌膜而致	
	咽部溃腐浅表分散，反复发作，周围淡红，多属虚火上炎	
	咽喉溃烂，表面所覆盖的一层黄白或灰白色腐膜，称为伪膜。若伪膜松厚易拭去者为病轻，为肺胃热浊之邪上壅于咽所致；若伪膜坚韧不易拭去，强剥出血，或剥后复生，伴犬吠样咳嗽、喘鸣者，为病重，此为“白喉”，因外感时行疫邪，疫毒内盛或热毒伤阴所致	注：书上没提红色，实际上伪膜下还是红肿创面

续表

	原文	关键词提示
胸胁	乳痈：妇女哺乳期乳房局部红肿热痛，乳汁不畅，甚则破溃流脓，身发寒热。多因肝气郁结，胃热壅滞，或外感邪毒所致	红肿为实热证
四肢	四肢关节肿胀，灼热疼痛者，多因湿热郁阻经络，气血运行不畅所致，常见于热痹	热痹都是红肿疼痛，属湿热
	膝部红肿疼痛，屈伸不利，多因风湿郁久化热所致，常见于热痹	
二阴	囊痈：阴囊红肿热痛，皮紧光亮，寒热交作，形如瓢状。多为肝经湿热下注所致	二阴红肿、流血都属热证
	肛裂：肛管的皮肤全层纵行裂开，并伴有多发性小溃疡，久不愈合，排便时疼痛流血。多因热结肠燥或阴虚津亏，大便秘结，排便努责，使肛管皮肤裂伤，伤口染毒，逐渐形成慢性溃疡	
	痔疮：肛门内、外生有紫红色柔软肿块，突起如峙（zhì）者。常伴便血、疼痛、脱出、便秘，或肛周潮湿、瘙痒等症状。多因肠中湿热蕴结或血热肠燥，或久坐、负重、便秘等，使肛门部血脉瘀滞，热与血相搏，结滞不散而成	

续表

<table>
<tr><th colspan="2">原文</th><th>关键词提示</th></tr>
<tr><td>二阴</td><td>肛痈：肛门周围局部红肿疼痛，破溃流脓者。发病急骤，疼痛剧烈，伴高热，破溃后形成肛漏为特点。因湿热下注，或外感邪毒阻于肛周所致</td><td></td></tr>
<tr><td rowspan="5">皮肤</td><td>丹毒：皮肤突然鲜红成片，色如涂丹，边缘清楚，灼热肿胀。发于上部者多因风热化火所致，发于下部者多因湿热化火所致</td><td rowspan="5">❶ 皮肤红色病变均属热证
❷ 斑、疹症状的区别：斑平不碍不褪；疹高碍褪
注：阴斑的病因病机多样，除气不摄血，还有阴虚内热、瘀血阻滞、等，需根据斑色及其他诊法确定。这类情况一般不考</td></tr>
<tr><td>斑：是指皮肤出现的深红色或青紫色片状斑块，平铺于皮下，抚之不碍手，压之不褪色。可由外感温热毒邪，热毒窜络，内迫营血所致；或因脾虚血失统摄，阳衰寒凝气血所致；或因外伤等，使血不循经，外溢肌肤所致</td></tr>
<tr><td>阳斑：斑点成片，或红或紫，平铺皮下。外感热病，热入营血迫血外溢</td></tr>
<tr><td>阴斑：斑点大小不一，色淡红或紫暗，隐隐稀少，发无定处，但不见于面、背部，出没无常。因内伤气虚，气不摄血所致</td></tr>
<tr><td>疹：皮肤出现红色或紫红粟粒状疹点，高出皮肤，抚之碍手，压之褪色。多因外感风热时邪或过敏，或热入营血</td></tr>
</table>

续表

<table>
<tr><th colspan="2">原文</th><th>关键词提示</th></tr>
<tr><td rowspan="3">皮肤</td><td>麻疹：为儿童常见的一种急性发疹性传染病，多因感受时邪疫毒所致。表现为出疹前先有发热恶寒，咳嗽喷嚏，鼻流清涕，眼泪汪汪，耳根冰冷，或耳后有红丝出现，3～4天疹点出现于皮肤，从头面到胸腹、四肢，色如桃红，形如麻粒，尖而稀疏，抚之触手，逐渐稠密，2～5天出全，然后按出疹顺序逐渐回隐，留下棕褐色斑状色素沉着，并有糠麸脱屑</td><td rowspan="2">红，有传染性，感时邪疫毒（与天行赤眼互参）</td></tr>
<tr><td>风疹：是一种较轻的发疹性传染病。以初起类似感冒，发热1～2天后，皮肤出现淡红色丘疹，瘙痒不已，耳后及枕部臖（xìng）核肿大为其特征。多因感受风热时邪，与气血相搏所致</td></tr>
<tr><td>瘾疹：皮肤突然出现大小不等、形状不一、边界清楚的红色或苍白色丘疹，并表现出剧烈瘙痒，抓挠后增大、增多，发无定处，骤起骤退，退后不留痕迹，且具有反复发作的特点。多因正气不足，卫外不固，外感风邪；或因饮食失节，肠胃积热，复感风邪；或因情志内伤，冲任不调，血虚生风；或对某些物质过敏所致</td><td>瘾疹与风疹都有瘙痒，主要区别是：不传染，不发热，突然出现，丘疹形状不一，骤起骤退，反复发作</td></tr>
</table>

续表

	原文	关键词提示
皮肤	缠腰火丹：初起皮肤灼热刺痛，继之出现粟米至黄豆大小簇集成群的水疱，排列如带状，局部刺痛。多因肝经湿热熏蒸所致	缠腰火丹、水痘、湿疹、热气疮、痈都有水疱或流脓，都属湿热 注：❶ 缠腰火丹的水疱周围有红晕围绕，看上去红红一片 ❷ 教材原文未提热气疮有红色，实际上该病初起都有局部充血、红晕的症状，属热证
	水痘：小儿皮肤出现粉红色丘疹，很快变成椭圆形的小水疱（pào），其后结痂，常伴发热。其疱疹特点为：顶满无脐，晶莹明亮，浆液稀薄，皮薄易破，大小不等，分批出现。多因外感时邪，内蕴湿热所致	
	湿疹：周身皮肤出现红斑，迅速形成丘疹、水疱，破后渗液，出现红色湿润之糜烂面。多因禀赋不耐，饮食失节，湿热内蕴，复感风邪。内外两邪相搏，郁于肌肤所致	
	热气疮：口唇、鼻孔周围、面颊、外阴等皮肤黏膜交界处，出现针头至绿豆大小簇集成群的水疱。多因外感风温热毒，阻于肺胃，湿热蕴蒸皮肤所致；或因肝经湿热下注，阻于阴部而成	
	痈：红肿高大，根盘紧束，焮（xīn）热疼痛。具有未脓易消，已脓易溃，疮口易敛的特点。属阳证。因湿热火毒蕴结，气血壅滞，热蒸肉腐成脓	

续表

	原文	关键词提示
皮肤	有头疽（jū）：发于皮肤肌肉间，初起局部有粟粒样脓头，焮热红肿胀痛，易向深部及周围扩散，脓头相继增多者，属阳证。多因外感热邪火毒、内有脏腑蕴毒，凝聚肌表，气血壅滞而成	注：无头疽皮色不变，见分部望形之不足之形
	疔：形小如粟，根深坚硬，状如钉丁，麻木疼痛，多发于颜面和手足等处。病情变化迅速，容易造成毒邪走散。多因竹木刺伤，或感受疫毒、疠毒、火毒等邪所致 注：疔有红肿症状，教材未提而已	疔、疖区别： ❶ 疔根深坚硬，麻木疼痛 ❷ 疖根浅局限，脓溃即愈
	疖：形小而圆，根浅局限，红肿不甚，容易化脓，脓溃即愈。因外感火热毒邪或湿热蕴结所致	
	痤（cuó）疮（粉刺、青春痘、暗疮）：以颜面、胸、背等处生丘疹如刺，可挤出白色碎米样粉汁者。多因肺经风热阻于肌肤所致；或因过食肥甘、油腻、辛辣食物，脾胃蕴热，湿热内生，熏蒸于面而成；或因青春之体，阳热较盛，劳汗当风，风寒之邪与阳热相搏，郁阻肌肤所致	痤疮实际上是红色丘疹，故归到此处

（二）黄色主病

	原文	关键词提示
发	发黄干枯，稀疏易落多属精血不足，可见于大病后或慢性虚损性患者	“黄湿虚”，色黄病变都与湿、虚有关
	小儿头发稀疏黄软，生长迟缓，多因先天不足，肾精亏损所致	
	小儿发结如穗，枯黄无泽，兼面黄肌瘦，腹大便溏者，常见于疳积	疳积也属虚证
目	白睛发黄，伴身面发黄、尿黄等症，为黄疸。有阳黄、阴黄之分	液体黄都属热。如脓黄、痰黄、涕黄、舌苔黄等
耳	耳内流脓，脓液黄稠，耳痛剧烈，属实证，多因风热上扰或肝胆湿热所致	
鼻	鼻端色黄为有湿热	
皮	面目、皮肤、爪甲俱黄者，为黄疸。其黄色鲜明如橘皮者，属阳黄，因湿热蕴蒸所致；黄色晦暗如烟熏色者，属阴黄，因寒湿阻遏所致	继分部望色（二），又一次提黄疸病因

（三）青色主病

<table>
<tr><th colspan="3">原文</th><th>关键词提示</th></tr>
<tr><td rowspan="8">青</td><td>耳</td><td>耳轮青黑，多见于阴寒内盛或有剧痛的患者</td><td rowspan="8">❶“青风气滞寒痛瘀”，各部分色青，多属寒、痛、瘀
❷青紫、青黑属瘀</td></tr>
<tr><td rowspan="2">鼻</td><td>鼻端色青为阴寒腹痛</td></tr>
<tr><td>小儿山根青筋，多因肝经气滞寒凝、肝脾不和、乳食积滞所致</td></tr>
<tr><td rowspan="2">唇</td><td>唇色青紫，多属阳气虚衰，血行瘀滞</td></tr>
<tr><td>唇色青黑，因寒凝血瘀或痛极血络郁阻所致</td></tr>
<tr><td>腹</td><td>腹露青筋：腹部皮肤青筋暴露，常与腹部膨隆同时出现，可因肝郁气滞，脾失健运，气滞湿阻，或脾肾阳虚，水湿内停等，导致气血运行不畅，脉络瘀阻。见于鼓胀重证</td></tr>
<tr><td>肢</td><td>小腿青筋：小腿青筋怒张隆起，形似蚯蚓，或呈青紫色树枝状。多因寒湿内侵，络脉血瘀，或体虚兼长时间负重站立、行走</td></tr>
<tr style="display:none"><td></td></tr>
<tr><td rowspan="2">白</td><td rowspan="2">发</td><td>少白头，青壮年白发，若伴有耳鸣、腰酸者，属肾虚；伴有失眠、健忘等症者，为劳神伤血所致</td><td rowspan="2">“白色虚寒失血气”，各部分色白，多属血虚、失血</td></tr>
<tr><td>短时间内须发大量变白，伴情志抑郁者，为肝郁气滞，也见于先天禀赋所致者</td></tr>
</table>

续表

<table>
<tr><th colspan="3">原文</th><th>关键词提示</th></tr>
<tr><td rowspan="6">白</td><td>目</td><td>目眦淡白，属血虚、失血</td><td rowspan="6"></td></tr>
<tr><td>耳</td><td>耳廓淡白，多属气血亏虚</td></tr>
<tr><td>鼻</td><td>鼻端色白，多为气血亏虚</td></tr>
<tr><td>唇</td><td>唇色淡白，多属血虚或失血</td></tr>
<tr><td>龈</td><td>牙龈淡白，多属血虚或失血</td></tr>
<tr><td>皮</td><td>皮肤白斑（白癜风），多属风湿侵袭，气血失和，血不荣肤所致</td></tr>
<tr><td rowspan="7">黑</td><td rowspan="3">目</td><td>目胞色黑晦暗，多属肾虚</td><td rowspan="7">“黑饮寒痛瘀肾虚”，各部分色黑，多与肾虚、寒、痛相关</td></tr>
<tr><td>目眶周围色黑，多因肾虚水泛或寒湿下注所致</td></tr>
<tr><td>目眶色黑，伴肌肤甲错，多为瘀血内阻所致</td></tr>
<tr><td rowspan="2">耳</td><td>耳廓焦黑干枯，多属肾精亏虚</td></tr>
<tr><td>耳轮青黑，多见于阴寒内盛或有剧痛的患者</td></tr>
<tr><td rowspan="2">皮</td><td>黑疸，皮肤黄中显黑，黑而晦暗。多见于黄疸病后期，多因劳损伤肾</td></tr>
<tr><td>全身皮肤发黑者，亦可见于肾阳虚衰患者</td></tr>
</table>

考题举例

单选题

1. 耳轮干枯焦黑，多属（　　）
A. 肾精亏虚　B. 气血亏虚　C. 阴寒内盛
D. 麻疹先兆　E. 血虚失血

2. 鼻端色青，多见于（　　）
A. 气血亏虚　B. 肺脾蕴热　C. 阴寒腹痛
D. 寒水内停　E. 肾阳虚衰

3. 牙龈红肿疼痛见于（　　）
A. 心火炽盛　B. 肝火炽盛　C. 肺热炽盛
D. 胃热炽盛　E. 肾虚水泛

4. 患部漫肿无头，皮色不变，不热少痛的是（　　）
A. 痈　B. 无头疽　C. 疔
D. 疖　E. 有头疽

多选题

1. 黑色、青色的共同主病是（　　）
A. 疼痛　B. 血瘀　C. 水饮
D. 惊风　E. 寒证

2. 疔的特点有（　　）
A. 患部形小如粟　B. 根深如钉　C. 麻木疼痛
D. 发于颜面手足　E. 可挤出粉汁

3. 斑的特点有（　　）
A. 平铺皮下　B. 压之不褪色　C. 抚之不碍手
D. 高出皮肤　E. 压之褪色

4. 瘾疹的特点有（　　）
A. 发热 1 ～ 2 天后出疹　B. 剧烈瘙痒　C. 骤起骤退
D. 反复发作　E. 退后留痕迹

5. 与湿热有关的是（　　）
A. 阳黄　B. 痔疮　C. 水痘
D. 湿疹　E. 热气疮

三、分部望形

（一）有余之形

考点分析

1. 有余之形是指某处较健康时形体增大（不包括红肿），多属实证。

2. 先看关键词：形体有余大多属痰湿、水肿，少数是因气滞血瘀。

3. 望形出题很少，但瘿瘤、瘰疬、白痦有时会出名词解释或简答题，应重点记忆。

	原文	关键词提示
头	囟填：囟门突起，多属实证。多因热邪炽盛，火毒上攻；或颅内水液停聚；或脑髓有病所致	囟填—火毒水停脑髓病
面	面部浮肿皮色不变者，多见于水肿初起	面肿色不变—水肿
目	目胞浮肿如新卧起之状，皮色不变或较光亮，是水肿病初起之征	目肿色不变—水肿
目	眼突而喘，属肺胀，多因痰浊阻肺，肺气不宣，呼吸不利所致	眼突而喘—痰浊阻肺
目	眼突颈肿，为瘿病，因肝郁化火、痰气壅结所致	眼突颈肿—痰气壅结
鼻	鼻内赘生物，多因湿热邪毒壅结鼻窍所致	鼻内赘生物—湿热壅结

续表

	原文	关键词提示
咽	咽部淡红漫肿，疼痛轻微，多因痰湿凝聚所致	咽肿痛微—痰湿凝结
颈项	瘿瘤：颈前结喉处，单侧或双侧，有肿块突起，或大或小，可随吞咽上下移动。多因肝郁气结，痰凝血瘀，或因水土失调，痰气凝结所致	瘿瘤（颈前颌下肿块）—痰瘀或痰气
	瘰（luǒ）疬：颈侧颌下，耳后皮里膜外，有肿块如豆，累累如串珠。大者属瘰，小者属疬。多由肺肾阴虚，虚火灼液，结成痰核；或因外感风热时毒，气血壅滞于颈部所致	瘰疬（颈侧颌下肿块）—虚火灼液结痰核，风热时毒气血滞
	颈脉怒张：颈部脉管明显胀大，平卧时更甚。多见于心血瘀阻，肺气壅滞及心肾阳衰、水气凌心的患者	颈脉怒张—血瘀气滞水气
胸胁	桶状胸：胸廓前后径较常人增大，与左右径几乎相等，呈圆桶状。多为素有伏饮积痰，壅滞肺气，久病伤及肾气，肾不纳气，日久胸廓变形所致。见于久病咳喘之患者	桶状胸—痰饮日久
	一侧胸廓膨隆，肋间饱满，按之软，咳则引痛，气管向健侧移位，多见于悬饮证或气胸患者	胸肋饱满咳引痛—悬饮气胸

续表

原文		关键词提示
腹	腹部膨隆：仰卧时前腹壁明显高于胸耻连线，若腹部胀大，伴周身俱肿者，为水肿病。若仅见腹部肿大，四肢消瘦者，为鼓胀，多因肝气或脾虚，以致气滞血瘀水停所致。“凡肿初起是气，久则成水”	腹部膨隆—气滞血瘀水停
四肢	足跗（fū）肿胀，兼全身浮肿，多见于水肿病	足跗全身浮肿—水肿
	下肢肿胀，皮肤粗厚如象皮者，多见于丝虫病	下肢肿皮粗厚—丝虫病
	鹤膝风：膝关节肿大疼痛，股胫肌肉消瘦，形如鹤膝。多因气血亏虚，寒湿久留，侵入下肢，流注关节所致	膝肿痛—寒湿流注
	膝部紫暗，漫肿疼痛，为膝骨或关节受损，多因外伤所致	膝紫漫肿—外伤膝骨
	梭状指：关节呈梭形畸形，活动受限。多因风湿久蕴，痰瘀结聚所致	梭状指—风湿痰瘀结聚
	杵状指、鼓槌指：指趾末端增生、肥厚，呈杵状膨大，常兼气喘唇暗，多因久病心肺气虚，血瘀痰阻所致	杵状指—痰瘀

续表

	原文	关键词提示
二阴	疝气：阴囊肿大，因小肠坠入阴囊所致；或因内有瘀血、水液停积，或脉络迂曲，睾丸肿胀等引起	阴囊肿大—小肠坠入、脉络迂曲、瘀血、水停
	阴部湿疹：男子阴囊或女子大小阴唇起疹，瘙痒灼痛，湿润或有渗液，反复发作，为湿疮。多因肝经湿热下注，风邪外袭所致。日久湿疮皮肤粗糙变厚，呈苔藓样变，则为阴虚血燥	阴部湿疹—肝经湿热
	肛瘘（肛漏）：直肠或肛管与周围皮肤相通形成瘘管。以局部反复流脓、疼痛、瘙痒为特征。多因痈肿余毒未尽，溃口不敛所致	肛瘘—痈肿余毒
皮肤	肌肤水肿：阳水以肿起较速，眼睑、颜面先肿，继则遍及全身为特征，多由外感风邪，肺失宣降所致；阴水以肿起较缓，下肢、腹部先肿，继则波及颜面为特征，多由脾肾阳衰，水湿泛滥所致	阳水—外感风邪 阴水—阳衰水泛
	白㾦（pèi）：暑湿、湿温患者皮肤出现的一种白色小疱疹，晶莹如粟，又称白疹。多因外感湿热之邪郁于肌表，汗出不彻，蕴酿所致，乃湿温患者湿热之邪透泄外达之机	白㾦：暑湿湿温者，白色小疱疹；湿热郁肌表

续表

原文		关键词提示
皮肤	晶痦：白痦晶莹饱满，颗粒清楚者，为津气尚充足，是顺证	晶痦顺
	枯痦：白痦色枯而白、干瘪无浆者，为津气已亏竭，是逆证	枯痦逆
	无头疽：漫肿无头，皮色不变，无热少痛，具有难消、难溃、溃后易伤筋骨的特点者，称为无头疽，属阴证，多因气血亏虚，寒痰凝聚所致	无头疽，是寒痰，漫肿无头皮不变，无热少痛消溃难

考题举例

名词解释

1. 瘰疬　2. 瘿瘤　3. 白痦

多选题

无头疽的特点有（　　）

A. 皮色不变　　B. 难消难溃　　C. 漫肿无头

D. 红肿热痛　　E. 无热少痛

（二）不足之形

考点分析

1. 不足是指某处较健康时形小或减退，多属虚证。多属肾精不足，气血亏虚。

2 这部分也很少出题，注意囟门。

<table>
<tr><th colspan="2">原文</th><th>关键词提示</th></tr>
<tr><td rowspan="3">头</td><td>头小、方颅，因肾精不足</td><td>头小方颅—肾精不足</td></tr>
<tr><td>囟陷：虚证。多因吐泻伤津，气血不足和先天肾精亏虚，脑髓失充</td><td>囟陷虚—气血虚，肾精虚</td></tr>
<tr><td>解颅：囟门迟闭，骨缝不合。此为先天肾精不足或后天脾胃虚弱，发育不良的表现。多见于佝偻病患儿，常兼有“五迟”（立迟、行迟、发迟、齿迟、语迟），“五软”（头项软、口软、手软、足软、肌肉软）等表现</td><td>解颅—先天或后天不足，发育不良
五迟：立行发齿语
五软：项口手足肉</td></tr>
<tr><td rowspan="4">发</td><td>斑秃脱发，多为血虚受风</td><td>斑秃—血虚受风</td></tr>
<tr><td>发细而稀易脱，质脆易断者，多因肾虚、精血不足所致</td><td>发细稀易脱断—精血不足</td></tr>
<tr><td>青壮年发稀易落，兼眩晕健忘，腰膝酸软者，为肾虚；若兼头皮发痒、多屑、多脂者，为血热生风所致</td><td>青壮年发稀易落—肾虚
兼头皮痒多屑脂—血热</td></tr>
<tr><td>头发部分或全部脱落，日久不长，伴头痛、面色晦暗，舌质暗或有紫斑，脉细涩者，为瘀血阻滞</td><td>发落，舌暗—瘀血</td></tr>
<tr><td>面</td><td>面削颧耸（面脱）—气血虚衰，脏腑精气耗竭，失神的表现</td><td>面削颧耸—气血虚精气竭</td></tr>
</table>

续表

	原文	关键词提示
目	眼窝凹陷，若见于吐泻之后，多因吐泻伤津所致；若见于久病、重病患者，为脏腑精气衰竭，病属难治	眼凹伤津精气竭
	瞳孔散大：多属肾精耗竭，是濒死前征象之一。也见于中毒及某些西药所致的药物性瞳孔散大等	瞳大中毒肾精竭
	瞳孔缩小，多因肝胆火炽，或劳损伤肾，虚火上扰所致。也见于中毒	瞳小中毒肝肾火
耳	耳廓瘦小而薄，属先天亏损，肾气不足	耳廓瘦小肾气虚
	耳廓瘦削（xuē）而干焦，为正气虚，多为肾精耗竭或肾阴不足	耳廓瘦干正气虚
	耳廓萎缩：为肾气衰绝	耳廓萎缩肾气绝
	耳轮甲错：久病血瘀	耳轮甲错久病瘀
	耳内流脓日久，脓液清稀，耳痛较缓者，属虚证，多因肾阴虚损，虚火上炎所致	耳脓清稀阴虚火
鼻	鼻柱溃陷：多见于梅毒患者；若鼻柱塌陷，兼眉毛脱落，为麻风恶候	鼻溃梅毒或麻风
口	口疮反复发作，时轻时重，疮面色淡，疼痛较轻，伴少气乏力，大便溏薄，舌淡嫩，脉虚等症者，多为中气不足所致	口疮反复中气虚

续表

	原文	关键词提示
唇	口唇干裂，为津液损伤，多因燥热伤津或阴虚液亏所致	口唇干裂津液损
牙齿	牙齿干燥，为胃阴已伤	牙齿干燥胃阴伤
	牙齿光燥如石，为阳明热甚，津液大伤	齿燥如石津大伤
	牙齿燥如枯骨，多为肾阴枯竭，精不上荣所致，可见于温热病晚期	齿燥枯骨肾阴竭
	久病牙齿枯黄脱落，为骨绝，属病重	齿枯黄落为骨绝
牙龈	牙宣：龈肉萎缩，牙根暴露，牙齿松动，常有渗血和脓液。多因肾虚或胃阴不足，虚火燔灼，龈肉失养所致，也可见于气血不足者	龈缩血脓是牙宣，肾胃阴虚火灼燔
咽喉	咽部溃烂成片洼陷，周围淡白或苍白，久不愈者，多为气血不足，肾阳亏损，邪毒内陷所致	咽烂洼陷久不愈，气血不足肾阳虚
胸胁	扁平胸：胸廓前后径较常人明显缩小，小于左右径的一半，呈扁平状。多见于肺肾阴虚、气阴两虚的患者	肺肾阴虚扁平胸
	鸡胸：胸骨下部明显向前突出，形似鸡之胸廓畸形。因先天禀赋不足、肾精亏虚，或后天失养，脾胃虚弱，骨骼失于充养所致。常见于小儿佝偻病	先后天虚成鸡胸

续表

原文		关键词提示
胸胁	漏斗胸：胸骨下段及与其相连的两侧肋软骨向内凹陷，形成漏斗状。多因先天发育不良所致	发育不良漏斗胸
胸胁	肋如串珠：肋骨与肋软骨连接处变厚增大，状如串珠。因肾精不足，或后天失养，发育不良所致。多见于佝偻病患儿	发育不良肋如珠
胸胁	胸不对称：一侧胸廓塌陷，肋间变窄，肩部下垂，脊骨常向对侧凸出者多见于肺痿、肺部手术后等患者	胸不对称多肺痿
腹	腹部凹陷：仰卧时前腹壁明显低于胸耻连线，腹部凹陷如舟状，肌肉松弛失去弹性，伴形体消瘦。可见于久病脾胃气虚，机体失养，或新病吐泻太过，津液大伤的患者。若腹皮甲错，深凹着脊，称为“肉消着骨”，为脏腑精气耗竭，属病危	腹凹脾虚精气竭
腰背	脊柱后突（龟背、驼背）。若见于小儿，多因胎禀怯弱，肾精亏虚，或后天失养，骨髓失充，督脉虚损，脊柱弯曲变形所致。若见于成年后，多为脊椎疾患。若久病后见后背弯曲，两肩下垂，称为“背曲肩随”，为脏腑精气虚衰之象	龟背驼背先后天，精亏督损脊柱弯

续表

	原文	关键词提示
腰背	脊柱侧弯：多因小儿发育期坐姿不良，亦可见于先天禀赋不足，肾精亏虚，发育不良的患儿或一侧胸部疾患者	脊柱侧弯肾精虚
	脊疳：脊部肌肉消瘦，脊骨突出如锯齿状。为脏腑精气极度亏损之象	脊疳精气极亏损
四肢	下肢畸形：膝内翻、膝外翻、足内翻、足外翻。皆因先天禀赋不足，肾气不充，或后天失养，脾胃虚弱，发育不良所致	下肢畸形先后天
皮肤	皮肤干枯无华，甚至皲裂、脱屑。多因阴津耗伤，营血亏虚，肌肤失养，或燥邪侵袭，气血滞涩所致	皮枯裂屑阴血亏
	肌肤甲错：皮肤发生局限性或广泛性的干枯粗糙，状如鱼鳞。多因血瘀日久，肌肤失养所致	肌肤甲错血瘀久
	注：“甲错”是瘀血特征。如耳轮甲错、肌肤甲错	

考题举例

填空题

囟门突起，称为________，囟门迟闭，称为________。

单选题

小儿囟门凹陷，多属（　　）

A. 脑髓有病的　　B. 吐泻伤津，气血不足

C. 肾气不足　　D. 虚火上炎　　E. 以上都不是

第三节 舌诊

一、舌诊基本概念

考点分析

舌诊是必考重点，主观题客观题都有，必须逐条记熟。

<table>
<tr><th colspan="3">原文</th><th>关键词提示</th></tr>
<tr><td>舌面的脏腑分候</td><td colspan="2">五脏划分：舌尖属心肺；舌中属脾胃；舌边属肝胆；舌根属肾
以胃经分：舌尖属上脘；舌中属中脘；舌根属下脘
以三焦分：舌尖属上焦；舌中属中焦；舌根属下焦</td><td>前至后—上至下</td></tr>
<tr><td rowspan="2">舌诊内容</td><td>舌质</td><td>望神、色、形、态，以察脏腑虚实、气血盛衰</td><td>舌质—脏腑气血盛衰</td></tr>
<tr><td>舌苔</td><td>望苔质、苔色，以察病位浅深、病邪性质、邪正消长</td><td>舌苔—病位邪性消长</td></tr>
<tr><td>正常舌象</td><td colspan="2">舌质荣润，舌色淡红，大小适中，舌体柔软灵活自如；舌苔薄白均匀，舌质干湿适中，不黏不腻，揩之不去，其下有根</td><td>淡红舌，薄白苔</td></tr>
</table>

考题举例

单选题

1. 五脏六腑中，肝胆在舌上分属部位是（　　）

A. 舌尖　B. 舌中　C. 舌边

D. 舌根　E. 舌面

2. 肾在舌上的分属部位是（　　）

A. 舌尖　B. 舌中　C. 舌边

D. 舌根　E. 舌面

3. 正常舌象应为（　　）

A. 淡白舌薄白苔　B. 淡红舌薄白苔　C. 舌淡红苔白

D. 舌淡苔白　E. 舌淡苔薄白

多选题

属正常舌象的是（　　）

A. 舌色淡红　B. 舌质娇嫩　C. 舌体柔软

D. 舌苔薄白　E. 活动自如

二、舌色及其临床意义

考点分析

舌色分 5 种：淡红、淡白、红、绛、青紫。先记关键词，再看原文，之后看教科书最后的彩图试说原文，效果较好。

原文		关键词提示
淡红舌	常见于健康人。外感病见之，多属表证；内伤杂病见之，多病轻	淡红舌，健康人，外感表证内伤轻

续表

<table>
<tr><th colspan="2">原文</th><th>关键词提示</th></tr>
<tr><td rowspan="2">淡白舌</td><td>气血两虚、阳虚</td><td rowspan="2">白舌—虚、寒、亡血夺气
注：与面色“白色虚寒失血气”相同</td></tr>
<tr><td>枯白舌：亡血夺气</td></tr>
<tr><td rowspan="5">红舌</td><td>主热证</td><td rowspan="3">红舌—热
苔黄厚—实热
少苔—虚热
注：与面色“赤热”相同</td></tr>
<tr><td>舌鲜红而起芒刺，或兼黄厚苔，多属实热证</td></tr>
<tr><td>鲜红而少苔，或有裂纹，或红光无苔，为虚热证</td></tr>
<tr><td>舌尖红，多为心火上炎</td><td>舌尖红—心火</td></tr>
<tr><td>舌两边红，多为肝经有热</td><td>舌边红—肝热</td></tr>
<tr><td rowspan="4">绛舌</td><td>主热盛证</td><td>绛—热盛</td></tr>
<tr><td>舌绛有苔：多属温热病热入营血，或脏腑内热炽盛</td><td>舌绛有苔—营血内热（实火）</td></tr>
<tr><td>舌绛少苔或无苔，或有裂纹，多属久病阴虚火旺，或热病后期阴液耗损</td><td>舌绛少苔—虚火</td></tr>
<tr><td colspan="2">注：绛是深红，主病也比红更甚</td></tr>
</table>

续表

	原文	关键词提示
青紫舌	主气血瘀滞	青紫—瘀 全舌青紫—全身瘀 瘀斑瘀点—局部瘀 注：望诊凡见“青紫”的都属瘀血，参见五色主病
	全舌青紫者：多是全身性血行瘀滞 瘀斑或瘀点（舌有紫色斑点）：瘀血阻滞于某局部，或局部血络损伤所致	
	舌色淡红之中泛现青紫者，多因肺气壅滞，或肝郁血瘀，或气虚无力推动血液运行，血流缓慢所致；亦可见于先天性心脏病，或某些药物、食物中毒等	
	淡紫舌多由淡白舌转变而成，其舌淡紫而湿润。可由阴寒内盛，阳气被遏，血行凝滞，或阳气虚衰，气血运行不畅，血脉瘀滞所致	淡紫湿润—寒 红热少津—热 舌绛紫，热入营血气血滞 注：紫舌主寒也主热，以湿润、干枯区别
	紫红舌、绛紫舌多为红绛舌的进一步发展，其舌紫红、绛紫而干枯少津。为热毒炽盛，内入营血，营阴受灼，津液耗损，气血壅滞所致	

考题举例

单选题

1. 下列哪项不是淡白舌的主病（　　）
   A. 血虚　　B. 阳虚　　C. 虚寒证
   D. 阴虚　　E. 气虚
2. 下列既可见于热证，又可见于寒证的舌象是（　　）
   A. 红舌　　B. 绛舌　　C. 淡白舌
   D. 紫舌　　E. 淡红舌

多选题

1. 绛舌常见的病证有（　　）
   A. 阴虚火旺　　B. 血行不畅　　C. 热入营分
   D. 里热亢盛　　E. 湿热内盛
2. 淡红舌可见于（　　）
   A. 正常人　　B. 外感病表证阶段
   C. 内伤病气血未虚　　D. 阳虚水湿内停
   E. 热入营血

三、舌形及其临床意义

考点分析

1. 复习舌形先记“老胖点裂痕”5 种舌形，然后逐一回忆各形的内容。想不起时先看关键词，再看原文。

2. 舌形与望形体的规律基本相同，可互参。

原文		关键词提示
老嫩舌	苍老舌（舌质纹理粗糙或皱缩，形色坚敛苍老，舌色较暗）多主实证	老实

续表

<table>
<tr><th colspan="2">原文</th><th>关键词提示</th></tr>
<tr><td>老嫩舌</td><td>娇嫩舌（舌质纹理细腻，形色浮胖娇嫩，舌色浅淡）多主虚证</td><td>嫩虚</td></tr>
<tr><td rowspan="4">胖、瘦舌</td><td>胖大舌（舌体比正常舌大而厚，伸舌满口）多主水湿、痰饮内停</td><td>胖大水湿痰饮停</td></tr>
<tr><td>肿胀舌（舌体肿大满嘴，甚至不能闭口，伸出则难以缩回，色红绛）多主湿热、热毒上壅</td><td>肿胀湿热热毒壅</td></tr>
<tr><td>瘦薄舌（舌体比正常舌瘦小而薄），色淡者多主气血两虚，红绛少苔者多见于阴虚火旺</td><td>瘦薄气血虚阴虚</td></tr>
<tr><td colspan="2">注：胖舌属有余之形，多主水湿痰饮；肿胀色红绛主热；瘦薄属不足之形，主虚（色淡气血虚，红绛阴虚）—与望形体规律相同</td></tr>
<tr><td rowspan="2">点、刺舌</td><td>点，指突起于舌面的红色、白色或黑色星点。大者为星，称红星舌；小者为点，称红点舌
刺，指舌乳头突起如刺，摸之棘手的红色或黄黑色点刺，称为芒刺舌
点和刺相似，时常并见，故可合称为点刺舌。点刺多见于舌的边尖部分。主脏腑热极，或血分热盛</td><td>点刺热极血分热
注：点、刺多红色，主热证与望面色规律相同</td></tr>
<tr><td>舌红而生芒刺，多为气分热盛；点刺色鲜红，多为血热内盛，或阴虚火旺；点刺色绛紫，为热入营血而气血壅滞</td><td>舌红气分热；点刺红血热虚火；点刺绛紫营血热</td></tr>
</table>

续表

<table>
<tr><th colspan="2">原文</th><th>关键词提示</th></tr>
<tr><td rowspan="2">点、刺舌</td><td colspan="2">注：点刺绛紫为“气血壅滞”，也就是瘀血（紫色为瘀）。与望舌色中的绛紫舌相同</td></tr>
<tr><td>舌尖生点刺，多为心火亢盛；舌边有点刺，多属肝胆火盛；舌中生点刺，多为胃肠热盛</td><td>舌尖—心火；舌边—肝胆火；舌中—胃肠热</td></tr>
<tr><td rowspan="6">裂纹舌</td><td>主阴血亏虚、脾虚湿侵</td><td>裂纹亏血阴，脾虚湿又侵</td></tr>
<tr><td>舌红绛而有裂纹，多属热盛伤阴</td><td>红绛裂，热伤阴</td></tr>
<tr><td>舌淡白而有裂纹，多为血虚不润</td><td>淡白裂，血不润</td></tr>
<tr><td>舌淡白胖嫩，边有齿痕又兼见裂纹者，则多属脾虚湿侵</td><td>淡胖嫩，脾湿侵</td></tr>
<tr><td colspan="2">注：裂纹也属不足之形，主虚。舌红绛为热盛；舌淡白为血虚；舌胖为湿。均符合一般规律</td></tr>
<tr><td>若生来舌面上就有较浅的裂纹、裂沟，裂纹中一般有苔覆盖，且无不适感觉者，称先天性舌裂，应与病理性裂纹加以鉴别</td><td>先天裂，不为病</td></tr>
<tr><td rowspan="2">齿痕舌</td><td>主脾虚、湿盛证</td><td>齿痕脾虚湿盛证</td></tr>
<tr><td>舌淡胖大而润，舌边有齿痕者，多属寒湿壅盛，或阳虚水湿内停</td><td>淡—阳虚；
胖大而润—水湿</td></tr>
</table>

续表

<table>
<tr><th colspan="2">原文</th><th>关键词提示</th></tr>
<tr><td rowspan="4">齿痕舌</td><td>舌质淡红而舌边有齿痕者，多为脾虚或气虚</td><td>淡红—病轻；
齿痕—脾虚</td></tr>
<tr><td>舌红而肿胀满口，舌有齿痕者，为内有湿热痰浊壅滞</td><td>红肿—热；
齿痕—湿</td></tr>
<tr><td colspan="2">注：舌胖大才能与齿紧挨形成齿痕，为何胖大？还是湿。为何有湿？多是脾虚。舌淡属寒（寒湿或阳虚），舌红者属热。理解了一般规律性，各种舌形都不用死记</td></tr>
<tr><td>舌淡红而嫩，舌体不大而边有轻微齿痕者，可为先天性齿痕舌，病中见之示病情较轻，多见于小儿或气血不足者</td><td>正常舌，微齿痕，先天齿痕病较轻</td></tr>
</table>

考题举例

填空题

舌色淡而有裂纹，多主__________、__________，若舌色红绛而有裂纹，多属__________。

单选题

1. 下列不属舌形变化的是（　　）
   A. 齿痕舌　　B. 裂纹舌　　C. 肿胀舌
   D. 歪斜舌　　E. 芒刺舌
2. 舌红绛而有裂纹，多为（　　）
   A. 痰饮停聚　　B. 血虚不润　　C. 湿邪内侵
   D. 热盛伤阴　　E. 阳气不足
3. 下列何项不属正常舌象（　　）
   A. 舌色淡红　　B. 舌质娇嫩　　C. 舌体柔软
   D. 舌苔薄白　　E. 舌质荣润

多选题

1. 下列哪些属于望舌形的内容（　　）

A. 歪斜　　B. 痿软　　C. 胖大

D. 齿痕　　E. 点刺

2. 裂纹舌的临床意义多为（　　）

A. 阴血亏虚　　B. 热盛伤阴　　C. 脾虚湿浸

D. 先天因素　　E. 血虚不润

四、舌态特征及其临床意义

考点分析

1. 先记舌态提纲“软虚硬实短危重，吐弄是热歪颤风”，再记关键词，最后看原文。这样逐步扩展，效果较好。

2. 各种舌态特征常出主观题，注意熟记。

原文		关键词提示
痿软舌	舌体软弱，无力伸缩，痿废不用。主气血俱虚、阴亏已极	软虚气血阴
强硬舌	舌体板硬强直，失于柔和，屈伸不利，甚者语言謇（jiǎn）涩。主热入心包、热盛伤津、风痰阻络	硬实热风痰
歪斜舌	伸舌时舌体偏向一侧，或左或右。多见中风或中风先兆	歪斜中风或先兆
颤动舌	舌体震颤抖动，不能自主。轻者仅伸舌时颤动；重者不伸舌时亦抖颤难宁。多主肝风内动	

续表

原文		关键词提示
颤动舌	久病舌淡白而颤动者，多属血虚动风 新病舌绛而颤动者，多属热极生风 舌红少津而颤动者，多属阴虚动风、肝阳化风 另外，酒毒内蕴，亦可见舌体颤动	颤动肝风动（血阴虚、热阳酒） 注：淡白是血虚。绛是热极。少津是阴虚 这些规律性已出现多次
吐弄舌	舌伸于口外，不即回缩者，称为吐舌 舌微露出口，立即收回，或舌舐口唇四周，掉动不停者，称为弄舌 多主心脾有热	心脾有热舌吐弄，吐舌伸出不即缩，弄舌微露动不停
	吐舌可见于疫毒攻心，或正气已绝 弄舌多见于热甚动风先兆。吐弄舌亦可见于小儿智力发育不全	吐舌疫毒正气绝，弄舌热甚快动风
短缩舌	舌体卷短、紧缩，不能伸长，甚者伸舌难于抵齿。主寒凝、痰阻、血虚、津伤。总之，病中见舌短缩，是病情危重的表现	短缩血津伤寒痰，病见短缩危重现
	舌短缩，色淡白或青紫而湿润者，多属寒凝筋脉，舌脉挛缩；或气血俱虚，舌失充养，筋脉痿弱而显短缩	淡白寒虚舌胖痰，热盛伤津红绛干

续表

原文		关键词提示
短缩舌	舌短缩而胖，苔滑腻者，多属脾虚不运，痰浊内蕴，经气阻滞所致。 舌短缩而红绛干燥者，多属热盛伤津，筋脉挛急所致	注：短缩看舌色断病因，也是一般规律

考题举例

名词解释

1. 短缩舌　2. 吐弄舌

单选题

1. 下列属于舌态的是（　　）
   A. 点刺　B. 红绛　C. 腐腻
   D. 痿软　E. 裂纹
2. 与气血两虚相关的舌态是（　　）
   A. 强硬舌　B. 颤动舌　C. 歪斜舌
   D. 吐弄舌　E. 痿软舌
3. 哪项不是颤动舌主病（　　）
   A. 热极生风　B. 血虚动风　C. 肝阳化风
   D. 风痰阻络　E. 酒毒内蕴

多选题

与内风有关的舌态变化有（　　）
A. 强硬舌　B. 颤动舌　C. 歪斜舌
D. 吐弄舌　E. 痿软舌

简答题

简述吐弄舌的特征及临床意义。

五、苔质及其临床意义

考点分析

可先记6种苔质："薄润腻，剥偏真"，次记临床意义："薄厚分表里，润燥看津液，腻腐皆痰食，剥落胃气阴，偏全邪偏全。真假病预后"。再看关键词、原文记舌象特征。最后做题巩固。

原文		关键词提示
薄、厚苔	薄苔：透过舌苔能隐隐见到舌质者。多见于疾病初起，病邪在表 厚苔：不能透过舌苔见到舌质。多主邪盛入里，或内有痰饮食积	薄主表，透苔见质； 厚主里，透苔不见质
	临床意义：主要反映邪正的盛衰和邪气的深浅	邪正盛衰邪深浅
润、燥苔	润苔：舌苔润泽有津，干湿适中—津液未伤 滑苔：舌面水分过多，扪之湿滑，甚者伸舌欲滴—主痰饮、水湿 燥苔：舌苔干燥，望之干枯，扪之无津，甚则舌苔干裂—津液已伤 糙苔：苔质颗粒粗糙如砂石，扪之糙手—热盛伤津之重证	润泽有津津未伤； 滑扪湿滑湿痰饮； 燥扪无津津已伤； 糙如砂石伤津重

续表

原文		关键词提示
润、燥苔	临床意义：主要反映津液的盈亏和输布情况	津液盈亏和输布
腻、腐苔	腻苔：苔质颗粒细腻致密，融合成片，如涂油腻，揩之不去 腐苔：苔质颗粒疏松，粗大而厚，形如豆腐渣堆积舌面，揩之易去 脓腐苔：舌上黏厚一层，犹如疮脓	腻细密，揩不去；腐疏松，易揩去。脓腐黏厚如疮脓
	临床意义：皆主痰浊、食积；脓腐苔主内痈	痰浊食积，脓腐内痈
剥（落）苔	舌面本有舌苔，疾病过程中舌苔全部或部分脱落，脱落处光滑无苔。 根据舌苔剥脱的部位和范围大小不同，可分为“前剥苔”“中剥苔”“根剥苔”“花剥苔”“地图舌”“镜面舌”（舌苔全部剥脱，舌面光洁如镜）“类剥苔”（舌苔剥落处舌面不光滑，仍有新生苔质颗粒）	舌苔全脱部分脱
	临床意义：主胃气不足，胃阴损伤，或气血两虚	胃气阴虚气血虚

续表

原文		关键词提示
偏、全苔	全苔：舌苔遍布舌面 偏苔：舌苔半布，偏于前、后、左、右某一局部	全苔遍布偏局部
	与剥苔的区别：偏苔为舌苔前、后、左、右厚薄不均，而非剥苔之本来有苔而剥落，以致舌苔显示偏于某处	
	临床意义：病中见全苔，常主邪气散漫，多为湿痰中阻之证。舌苔偏于某处，常提示该处所候脏腑有邪气停聚	邪气散漫全，邪停某处偏
真、假苔	假苔：舌苔不着实，似浮涂舌上，刮之即去，不像舌上自生出来的 真苔：舌苔坚敛着实，紧贴舌面，刮之难去，像从舌体上长出者	假苔刮即去；真苔刮去难
	临床意义：对辨别疾病的轻重、预后有重要意义 真苔：初期中期—邪气深重，正气亦盛，实证久病—胃气尚存 假苔：气不上潮，正气衰竭	辨病轻重和预后

考题举例

单选题

苔质疏松，颗粒粗大者，为（　　）

A. 滑苔　　B. 腐苔　　C. 腻苔
D. 润苔　　E. 燥苔

多选题

1. 观察舌态的厚薄，主要了解（　　）

A. 津液存亡　　B. 邪正盛衰　　C. 湿浊消长
D. 邪气深浅　　E. 病情预后

2. 舌苔无根提示（　　）

A. 邪深正盛　　B. 正气衰竭　　C. 胃气尚存
D. 气不上潮　　E. 预后不良

简答题

1. 简述腻苔和腐苔的鉴别。
2. 何谓剥落舌、镜面舌？其病机如何？

六、苔色及其临床意义

考点分析

1. 先记苔色主病（白寒黄热，灰黑寒或热），再对比白苔、黄苔看滑、腻、润、燥的关键词，然后试说各种舌色的主病。这样有层次地记，感觉不乱，容易记住。

2. 记苔色同时复习苔质内容，两部分都加强了记忆。

原文		关键词提示
白苔	临床意义：为正常舌苔，亦主表证、寒证	白苔正常或表寒

续表

	原文	关键词提示
白苔	苔薄白而润，为正常舌象，或表证初起，或里证病轻，或阳虚内寒	薄—正常或病轻 白—表寒，润—津未伤
	苔薄白而滑，多为外感寒湿，或脾肾阳虚，水湿内停	白—寒，滑—湿
	苔薄白而干，多为外感风热或凉燥	白—寒凉，干—燥
	苔白厚腻，多为湿浊内停，或为痰饮、食积	白—寒，厚—里；腻—痰湿食积
	在特殊情况下，白苔也主热证 苔白如积粉（积粉苔），扪之不燥—瘟疫或内痈 苔白而燥裂，粗糙如砂石—燥热伤津，阴液亏损	白如积粉主实热，燥裂砂石主阴虚
黄苔	主热证、里证	黄苔里热
	浅黄苔为热轻	浅黄热轻深黄重，焦黄热结燥伤津
	深黄苔为热重	
	焦黄苔为热结（邪热伤津，燥结腑实）	
	舌苔由白转黄，或呈黄白相兼，多为外感表证处于化热入里，表里相兼阶段	白—表，黄—里；黄白相兼—表里相兼

续表

<table>
<tr><th colspan="2">原文</th><th>关键词提示</th></tr>
<tr><td rowspan="3">黄苔</td><td>黄滑苔，多为寒湿、痰饮聚久化热；或气血亏虚，复感湿热邪</td><td>黄—热，滑—湿</td></tr>
<tr><td>黄腻苔主湿热或痰热内蕴，或为食积化腐</td><td>黄—热，腻—痰湿食积</td></tr>
<tr><td colspan="2">注：黄滑苔、黄腻苔应与白滑苔、白腻苔对比着看，有何相同？有何不同？</td></tr>
<tr><td rowspan="2">灰黑苔</td><td>主阴寒内盛或里热炽盛等。但无论寒、热均属重证。黑色越深，病情越重</td><td rowspan="2">灰黑寒热均重证，润寒燥热要分清</td></tr>
<tr><td>苔质的润燥是辨别灰黑苔寒热属性的重要指征。在寒湿病中出现灰黑苔，多由白苔转化而成，其舌苔灰黑必湿润多津；在热性病中出现，多由黄苔转变而成，其舌苔灰黑必干燥无津液</td></tr>
</table>

考题举例

填空题

1. 黄苔，多主______证、______证。其中，深黄为________，焦黄为________。

2. 舌苔灰黑主__________________或________________等。

单选题

1. 表里相兼阶段，舌苔多呈（　　）

A. 薄白苔　　B. 薄黄苔　　C. 黄白相兼

D. 黄滑苔　　E. 积粉苔

2. 辨别灰黑苔寒热属性的重要指征是（　　）

A. 苔质厚薄　　B. 苔质润燥　　C. 苔质腐腻

D. 苔质剥落　　E. 舌苔真假

多选题

1. 白苔一般可见于（　　）

A. 表证　　B. 寒证　　C. 阴虚

D. 阳虚　　E. 里证

2. 灰黑苔的意义有（　　）

A. 阴寒内盛　　B. 里热炽盛　　C. 吸烟过多

D. 胃气衰败　　E. 血行不畅

简答题

灰黑苔主病有寒热之分，如何鉴别？

七、舌象分析要点及舌诊的临床意义

	原文	关键词提示
舌象分析要点	察舌质可以了解脏腑虚实、气血津液的盛衰 察舌苔重在辨别病邪的性质、邪正的消长及胃气的存亡	舌质看正气，舌苔辨病邪
	舌苔或舌质单方面异常，提示病情尚属单纯 舌苔和舌质均出现异常，提示病因病机比较复杂	苔质单异病单纯，苔质均异病复杂
	舌苔与舌质变化一致，说明病变比较单纯 舌苔和舌质变化不一致，提示体内存在两种或两种以上的病理变化	苔质一致病单纯，苔质不一多种病

续表

原文		关键词提示
舌诊临床意义	区别病邪性质； 分辨病位浅深； 判断邪正盛衰； 分析病势进退	病邪性质， 病位浅深， 邪正盛衰， 病势进退

考题举例

填空题

舌质与舌苔变化一致，说明________________，不一致，提示____________________________。

判断题

一般地说，察舌质重在辨病邪的浅深与胃气的存亡；察舌苔重在辨脏腑的虚实。（　　）

多选题

舌诊的意义包括（　　）

A. 判断邪正盛衰　　B. 推测病情预后

C. 分辨病位深浅　　D. 分析病势进退

E. 区别病邪性质

简答题

简述舌诊的临床意义。

第四节 望小儿食指络脉

<table>
<tr><th colspan="3">原文</th><th>关键词提示</th></tr>
<tr><td>适用于</td><td colspan="2">3 岁以内小儿</td><td>3 岁以内</td></tr>
<tr><td>正常指纹</td><td colspan="2">纹色浅红，红黄相间，络脉隐隐显露于风关之内，粗细适中</td><td>颜色，部位，粗细</td></tr>
<tr><td rowspan="6">病理指纹</td><td>浮沉分表里</td><td>指纹浮而显露为病邪在表；沉隐不显为病邪在里</td><td>浮沉分表里</td></tr>
<tr><td rowspan="4">红紫辨寒热</td><td>指纹色鲜红主外感风寒表证；色紫红主内热证</td><td>紫热红风寒</td></tr>
<tr><td>指纹色青，主疼痛、惊风；指纹淡白，主脾虚、疳积</td><td>青是痛惊风，白是脾虚疳</td></tr>
<tr><td>指纹色紫黑，为血络郁闭，多属病危</td><td>紫黑血络闭，见之多危险</td></tr>
<tr><td colspan="2">总的来讲，指纹色浅淡者多属虚证，指纹色深暗者多属实证</td></tr>
<tr><td>淡滞定虚实</td><td>指纹浅淡而纤细多属虚证；浓滞而增粗多属实证</td><td>淡滞定虚实</td></tr>
</table>

续表

<table>
<tr><th colspan="3">原文</th><th>关键词提示</th></tr>
<tr><td rowspan="4">病理指纹</td><td rowspan="4">三关测轻重</td><td>指纹显于风关，是邪气入络，邪浅病轻</td><td rowspan="3">风入络，气入经，命入脏腑病严重</td></tr>
<tr><td>指纹达于气关，是邪气入经，邪深病重</td></tr>
<tr><td>指纹达于命关，是邪入脏腑，病情严重</td></tr>
<tr><td>透关射甲：指纹直达指端，提示病情凶险，预后不良</td><td>透关射甲达指端，预后不良病凶险</td></tr>
</table>

考题举例

填空题

1. 小儿指纹色青主__________、__________。小儿指纹紫黑主____________证。

2. 透关射甲是指小儿指纹直达________。

名词解释

透关射甲

单选题

1. 小儿指纹诊法适用于（　　）

A. 7 岁以内　　B. 10 岁以内　　C. 1 岁以内
D. 3 岁以内　　E. 5 岁以内

2. 下列哪一种不是小儿病理指纹的颜色（　　）

A. 紫红　　B. 紫黑　　C. 鲜红
D. 浅红　　E. 淡白

3. 小儿指纹紫红主（　　）

A. 里热　　B. 惊风　　C. 疼痛

D. 寒证　　E. 表证

多选题

小儿指纹色红主（　　）

A. 惊风　　B. 热证　　C. 疼痛

D. 表证　　E. 疳积

第五节 望排出物

考点分析

1. 先记住望排出物总的规律：颜色淡白清稀多属虚寒证；颜色深黄黏稠者多属实热证。看下原文，哪些符合总的规律？

2. 试卷中望排出物的题极少，不是重点。

3. 注意鼻鼽、鼻渊、滞颐的特点。

原文		关键词提示
望痰	痰白质清稀者，多属寒痰	痰稀白，属寒痰
	痰白质滑量多者，多属湿痰	痰多白滑属湿痰
	痰黄质黏稠，甚则结块者，多属热痰	痰黄黏稠属热痰
	痰少而质黏，难于咯出者，多属燥痰	痰少难咯属燥痰
	痰中带血，色鲜红者，称为咯血。常见于肺痨、肺癌等肺脏疾病，多因肺肾阴虚和肝火犯肺，或痰热、邪毒壅阻，肺络受损所致	痰带鲜血痨癌见，肺肾阴虚肝火犯
	咯吐脓血痰，味腥臭者，为肺痈	脓血腥臭痰肺痈

续表

原文		关键词提示
望涕	新病流涕多属外感表证	新病流涕多表证
	鼻塞流清涕，属风寒表证；鼻塞流浊涕，属风热表证	清涕风寒浊风热
	反复阵发性清涕，量多如注，伴鼻痒、喷嚏频作者，多属鼻鼽（qiú），是肺气虚，卫表不固，风寒乘虚侵入	清涕量多痒喷嚏，鼻鼽风寒乘肺虚
	久流浊涕，质稠、量多、气腥臭者，多为鼻渊，是湿热蕴阻所致	久流浊涕稠多腥，湿热蕴阻鼻渊病
望涎唾	口流清涎量多者，多属脾胃虚寒	脾胃虚寒多清涎，脾胃湿热吐黏涎
	口中时吐黏涎者，多属脾胃湿热	
	小儿口角流涎，涎渍颐下，病名曰滞颐。多由脾虚不能摄津所致，亦可见于胃热虫积	小儿流涎滞颐名，脾虚不摄胃热虫
	睡中流涎者，多为胃中有热或宿食内停，痰热内蕴	睡中流涎胃中热，宿食内停蕴痰热
	时时吐唾，多因胃中虚冷，肾阳不足，水液上泛所致；胃有宿食，或湿邪留滞，唾液随胃气上逆而溢于口，也见多唾	时时吐唾胃冷虚，宿食或湿胃气逆

续表

原文		关键词提示
望呕吐物	呕吐物清稀无酸臭，多属寒呕	吐物清稀是寒呕，吐物酸臭是热呕
	呕吐物秽浊有酸臭味，多属热呕	
	呕吐清水痰涎，胃有振水声，口干不饮者，为痰饮	吐清水，胃水声，口干不饮痰饮病
	呕吐不消化、气味酸腐的食物，多属伤食	吐食不化多伤食
	呕吐黄绿苦水，多属肝胆湿热或郁热	黄绿苦水肝胆热
	吐血，色暗红或紫暗有块，夹有食物残渣者，属胃有积热，或肝火犯胃，或胃腑血瘀	吐血暗红或紫暗，胃热血瘀肝火犯

第二章

闻诊

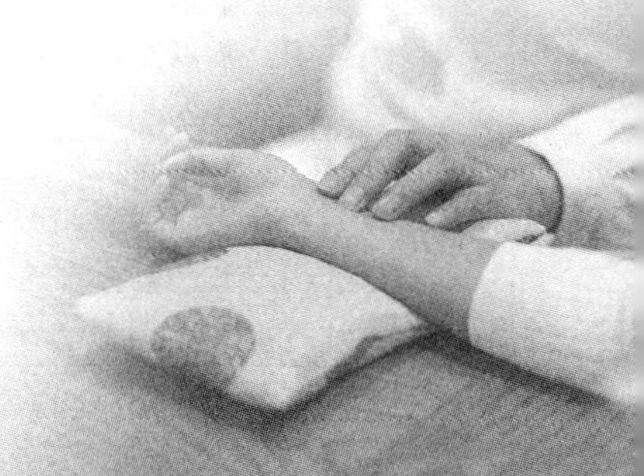

第一节 听声音

考点分析

1. 声音按高低强弱分虚实：凡声高有力者为实证；凡声低无力者为虚证——先记住这个一般规律。

2. 虚者分气血阴阳，实者分外感内伤。外感有寒热，内伤有气滞血瘀痰湿食积等。具体哪个症状是哪种虚实？笔者编了一些关键词口诀，比原文简练。记忆时可先看口诀，再看原文。

3. 听声音出题少，若时间来不及可先记谵语、郑声等几个概念，其他的只记一般规律，具体内容放到最后复习。

（一）辨发声

原文		关键词提示
语声重浊	发出的声音沉闷而不清晰或似有鼻音，又称声重。多为外感风寒，或湿浊阻滞，以致肺气不宣，鼻窍不利	声重沉闷不清晰，风寒湿浊窍不利
音哑与失音	金实不鸣：新病音哑或失音，多属实证。外感风寒或风热，或痰湿壅肺	新哑风寒热痰湿
	金破不鸣：久病音哑或失音，多属虚证。多因各种原因导致阴虚火旺，或肺气不足，津亏肺损，声音难出	久哑阴虚肺气虚
	久病重病，突现语声嘶哑，多是肺气将绝之危象	久病突哑肺将绝

续表

原文		关键词提示
音哑与失音	暴怒喊叫或持续高声宣讲，耗气伤阴，咽喉失润，亦可导致音哑或失音	怒喊高声耗气阴
	妇女妊娠后期出现音哑或失音者，称为妊娠失音，古称“子喑（yīn）”，多因胞胎阻碍肾之络脉，肾精不能上荣于咽喉所致，一般分娩后即愈	妊娠失音分娩愈
区别	失音是神志清楚而不能发出声音，即“语而无声”	语而无声名失音，失语有声语难成
	失语为神志清晰，虽能发出声音，但表达障碍而言语难成，或语不成句，即“有声而无语”，多见于中风或脑外伤之后遗症	
惊呼	小儿阵发惊呼，多为受惊。成人发出惊呼，除惊恐外，多属剧痛，或精神失常	小儿受惊阵惊呼，成人惊痛精神病

（二）辨语言

原文		关键词提示
谵语	神识不清，语无伦次，声高有力。多由邪热内扰神明所致，属实证	谵语神昏无伦次，声高有力邪热实

续表

<table>
<tr><th colspan="2">原文</th><th>关键词提示</th></tr>
<tr><td>郑声</td><td>神识不清，语言重复，时断时续，语声低弱模糊。多因久病脏气衰竭，心神散乱所致，属虚证</td><td>郑声神昏语重复，断续声低弱模糊</td></tr>
<tr><td colspan="3">注：❶ 谵语、郑声常出名词解释、简答等主观题，要记得详细点。❷ 二者都神识不清，谵语是胡说，听不清说的是什么；郑声能听清，但老是重复一段话。❸ 郑是关、耳二字组成，可把自己的耳朵捂住（关），再放开，联想听到的声音时断时续</td></tr>
<tr><td>独语</td><td>自言自语，喃喃不休，见人语止，首尾不续。多因心气不足，神失所养，或气郁痰阻，蒙蔽心神所致，属阴证。多见癫病、郁病</td><td>独语喃喃见人止</td></tr>
<tr><td colspan="3">注：顾名思义，独语就是独自说话（自言自语）。见来人就不说了</td></tr>
<tr><td>错语</td><td>神识清楚而语言时有错乱，说后自知言错。证有虚实之分。虚证多因心气不足，神失所养，多见于久病体虚或老年脏气衰微之人；实证多为痰浊、瘀血、气郁等阻碍心神所致</td><td>错语时错后自知，虚证错语神失养，实证错语气痰瘀</td></tr>
<tr><td colspan="3">注：顾名思义，错语就是说错话。说完自己知道说错了，说明意识清楚</td></tr>
</table>

续表

原文		关键词提示
狂言	精神错乱，语无伦次，狂躁妄言。多因情志不遂，气郁化火，痰火互结，内扰神明所致，属阳证、实证，多见于狂病、伤寒蓄血证等	狂言精神错乱症，痰火互结扰神明
语謇（jiǎn）	神志清楚，思维正常，但语言不流利，或吐字不清。每与舌强（jiàng）并见者，多因风痰阻络所致。为中风先兆或中风后遗症	语謇神清语不清，风痰阻络两中风
注："两中风"—中风先兆、中风后遗症		

（三）辨呼吸

原文		关键词提示
喘	呼吸困难，短促急迫，甚至张口抬肩，鼻翼扇动，难以平卧	张口抬肩息难喘
	实喘：发作急骤，呼吸深长，声高息粗，呼出为快，形体强壮，脉实有力者，多为风寒袭肺或痰热壅肺、痰饮停肺、肺失清肃，肺气上逆或水气凌心射肺所致	实喘急高呼为快
	虚喘：发病缓慢，声低气怯，息短不续，动则喘甚，以深吸为快，形体羸弱，脉虚无力者，多为肺气不足，肺肾亏虚，气失摄纳所致	虚喘缓低喜深吸

续表

<table>
<tr><th colspan="2">原文</th><th>关键词提示</th></tr>
<tr><td>哮</td><td>呼吸急促似喘，喉间有哮鸣音，常反复发作，缠绵难愈，多因痰饮内伏，复感外邪而诱发；也可因久居寒湿之地，或过食酸、咸、生冷等而诱发
喘不兼哮，但哮必兼喘。喘以气息急迫、呼吸困难为主；哮以喉间哮鸣声为特征</td><td>喉间哮鸣必兼喘，喘息急迫不兼哮</td></tr>
<tr><td colspan="3">注：前人有云“张口抬肩谓之喘，喉间有声谓之哮”“喘不兼哮，哮必兼喘”—可供记忆</td></tr>
<tr><td>短气</td><td>呼吸气急短促，气短不足以息，数而不相接续，似喘而不抬肩，喉中无痰鸣音。有虚实之别，虚证短气，兼有形瘦神疲，声低息微等，多因体质虚弱或元气亏损所致。实证短气，常兼有呼吸声粗，或胸部窒闷，或胸腹胀满等，多因痰饮、胃肠积滞、气滞或瘀阻所致</td><td>短气气促不足息。短气低微疲虚弱，短气粗满痰气瘀</td></tr>
<tr><td>少气</td><td>（气微）：呼吸微弱而声低，气少不足以息，言语无力。主诸虚劳损，多因久病体虚或肺肾气虚所致</td><td>少气息微言无力，久病体虚肺肾虚</td></tr>
<tr><td colspan="3">注：短气是“气短”不足以息，有虚有实；少气是“气少”不足以息，纯属虚证。注意二者区别</td></tr>
<tr><td>鼻鼾</td><td>昏睡不醒或神识昏迷而鼾（hān）声不断，多属高热神昏，或中风入脏之危候</td><td>昏迷鼾声热神昏</td></tr>
</table>

（四）辨咳嗽

	原文	关键词提示
咳嗽	咳声重浊沉闷，多属实证	咳声重浊沉闷实
	咳声轻清低微，多属虚证	咳声轻清低微虚
	咳声重浊，痰白清稀，鼻塞不通，多因风寒袭肺，肺失宣降所致	咳重痰白稀风寒
	咳嗽声高响亮，痰稠色黄，不易咯出，多属热证	咳响痰黄稠热证
	咳嗽痰多，易于咯（kǎ）出，多因痰浊阻肺所致	咳痰易咯痰阻肺
	干咳无痰或痰少而黏，不易咯出，多属燥邪犯肺或阴虚肺燥	干咳难咯肺虚燥
	咳呈阵发，连续不断，咳止时常有鸡鸣样回声，称为顿咳（百日咳）。多因风邪与痰热搏结	鸡鸣回声百日咳
	咳声如犬吠，伴有声音嘶哑，吸气困难，喉中有白膜生长，擦破流血，随之复生，是时行疫毒攻喉所致。多见于白喉	咳如犬吠见白喉
	注：咳嗽有寒、热、痰、燥、顿、白喉，看着这几个字，试想它们的区别？	

（五）辨呕吐、呃逆、嗳气

	原文	关键词提示
呕吐	暴病多实，久病多虚	呕吐暴实久病虚
	吐势徐缓，声音微弱，呕吐物清稀者，多属虚寒证	吐缓清稀是虚寒
	吐势较猛，声音壮厉，呕吐出黏稠黄水，或酸或苦者，多属实热证	吐猛黏稠是实热
	呕吐呈喷射状者，多为热扰神明，或因头颅外伤，或因脑髓有病等	喷吐热扰脑髓病
	呕吐酸腐食物，多属伤食	呕酸腐食属伤食
	共同进餐者多人发生吐泻，可能为食物中毒	多人吐泻食物毒
	朝食暮吐，暮食朝吐者，为胃反，多属脾胃阳虚	朝食暮吐胃阳虚
	口干欲饮，饮后则吐者，称为水逆，多因饮邪停胃，胃气上逆	欲饮后吐饮停胃
呃逆	呃声频作，高亢而短，其声有力者，多属实证	呃声高亢有力实
	呃声低沉，声弱无力，多属虚证	呃声低弱无力虚
	新病呃逆，其声有力，多属寒邪或热邪客于胃	新呃有力寒热胃
	久病、重病呃逆不止，声低无力者，属胃气衰败之危候	久呃无力胃衰败

续表

原文		关键词提示
嗳气	嗳气酸腐，兼脘腹胀满者，多因宿食内停，属实证	嗳气酸腐宿食停
	嗳气频作而响亮，嗳气后脘腹胀减，嗳气发作随情志变化而增减者，多为肝气犯胃，属实证	嗳随情志肝犯胃
	嗳气频作，兼脘腹冷痛，得温症减者，多为寒邪犯胃，或为胃阳亏虚	嗳兼冷痛虚实寒
	注：“虚实寒”—虚寒（胃阳亏虚）、实寒（寒邪犯胃）	
	嗳声低沉断续，无酸腐气味，兼见食少纳呆者，为脾胃虚弱，属虚证	嗳兼纳呆脾胃虚
注：试总结呕吐、呃逆、嗳气的虚实、寒热有何共同点		

（六）辨太息、喷嚏、肠鸣

原文		关键词提示
太息	患者情志抑郁，胸闷不畅时发出的长吁或短叹声，多是情志不遂，肝气郁结	太息抑郁吁叹声
	注：太息要详记，常出名词解释	

续表

原文		关键词提示
喷嚏	新病喷嚏，兼有恶寒发热，鼻塞流清涕等症状，多因外感风寒，属表寒证	嚏兼寒热风寒表
	季节变化，反复出现喷嚏、鼻痒、流清涕，多因气虚、阳虚之体，易受风邪袭扰	嚏痒清涕虚受风
肠鸣	非饮水而见肠鸣增多者，多为水饮留聚于胃，为中焦气机阻遏所致	非饮肠鸣饮留胃
	鸣响在脘腹，如饥肠辘辘，得温得食则减，饥寒则重者，为中气不足，胃肠虚寒	脘鸣温减胃虚寒
	肠鸣高亢而频急，脘腹痞满，大便泄泻者，多为感受风寒湿邪以致胃肠气机紊乱	鸣亢满泄风寒湿
	肠鸣伴腹痛，便急难忍，腹泻，或水便样，或伴见呕吐者，属饮食不洁	鸣痛水便食不洁
	肠鸣阵作，伴有腹痛欲泻，泻后痛减，胸胁满闷不舒者，为肝脾不调	泻后痛减责肝脾
	肠鸣稀少多因肠道传导功能障碍所致	传导障碍肠鸣少，胀痛拒按气滞重
	肠鸣音完全消失，脘腹胀满疼痛拒按者，多属肠道气滞不通之重证	

考题举例

名词解释

1. 短气　2. 谵语　3. 郑声　4. 太息

判断题

神志不清，语言重复，声音低弱，时断时续者，为郑声。（　　）

单选题

1. 神志清楚，思维正常而语言不流畅，或吐字不清，称为（　　）

A. 狂言　B. 错语　C. 独语
D. 言謇　E. 谵语

2. 神识不清，语无伦次，声高有力，称为（　　）

A. 谵语　B. 郑声　C. 独语
D. 狂言　E. 错语

3. 自言自语，喃喃不休，见人语止，首尾不续，属于（　　）

A. 错语　B. 独语　C. 谵语
D. 郑声　E. 狂言

4. 咳声如犬吠，伴声音嘶哑，吸气困难者，多见于（　　）

A. 顿咳　B. 燥咳　C. 白喉
D. 热咳　E. 干咳

5. 干咳少痰，证属（　　）

A. 风寒束表　B. 寒邪客肺　C. 痰湿阻肺
D. 阴虚肺燥　E. 热邪壅肺

6. 不属于听声音的内容是（　　）

A. 语言　B. 耳鸣　C. 呼吸
D. 喷嚏　E. 呕吐

多选题

1. 喘证的临床特点有（　　）

A. 呼吸困难　B. 短促急迫　C. 喉中哮鸣
D. 张口抬肩　E. 鼻翼扇动

2. 新病音哑的病因是（　　）

A. 外感风寒　B. 风热袭肺　C. 肺肾阴虚

D. 痰湿壅肺　E. 气阴耗伤

3. 声音嘶哑见于（　　）

A. 肺阴虚证　B. 脾阴虚证　C. 肺肾阴虚证

D. 心肾阴虚证　E. 肝肾阴虚证

4. 除哪项外均可出现“金实不鸣”（　　）

A. 外感风寒　B. 风热袭肺　C. 痰湿壅肺

D. 肺气不足　E. 阴虚火旺

第二节 嗅气味

考点分析

1. 气味按浓淡分寒热虚实：气味浓者属实热；气味淡者属虚寒。教科书所列症状绝大多数是实热。

2. 嗅气味只有 1 页半书，肯定不是考试重点，出题很少，若时间紧张先复习辨证，最后再看嗅气味，大部分就已经记住了。

原文		关键词提示
口气	口臭，多与口腔不洁、龋（qǔ）齿、便秘及消化不良等因素有关	口臭—不洁、不良、龋齿、便秘
	口气酸臭，兼见食少纳呆，脘腹胀满者，多属食积胃肠	口酸臭—食积
	口气臭秽者，多属胃热	口臭秽—胃热
	口气腐臭，兼有咳吐脓血者，多是内有溃腐脓疡	口腐臭吐脓血—内有溃腐脓疡
	口气臭秽难闻，牙龈腐烂者，为牙疳	口臭龈烂—牙疳
汗气	汗出腥膻，多见于风温、湿温、热病，是风湿热邪久蕴皮肤，津液受到蒸变或汗后衣物不洁所致	汗腥膻—温热病
	汗出腥臭，多见于瘟疫，或暑热火毒炽盛所致	汗腥臭—瘟疫或暑热

续表

	原文	关键词提示
汗气	腋下随汗散发阵阵骚臭气味者，多为湿热内蕴所致，可见于狐臭	汗骚臭—狐臭
痰涕之气	咳吐痰涎清稀量多，无特异气味者，属寒证	痰清稀—寒
	咳痰黄稠味腥，是肺热壅盛所致	痰黄稠—肺热
	咳吐浊痰脓血，腥臭异常者，多是肺痈，为热毒炽盛所致	脓血腥臭痰—肺痈
	鼻流浊涕，腥臭如鱼脑，为鼻渊	浊涕腥臭—鼻渊
	鼻流清涕无气味，多为外感风寒	清涕无气—风寒
呕吐物之气	呕吐物清稀，无臭味，多属胃寒	吐物无臭—胃寒
	呕吐物气味酸腐臭秽者，多属胃热	吐物臭秽—胃热
	呕吐未消化食物，气味酸腐，为食积	吐未消化食物—食积
	呕吐脓血而腥臭，多为内有痈疡	吐脓血腥臭—内痈

续表

	原文	关键词提示
排泄物之气	大便臭秽难闻者，多为肠中郁热	大便臭秽—肠热
	大便溏泄而腥者，多属脾胃虚寒	大便溏腥—脾胃虚寒
	大便泄泻臭如败卵，或夹有未消化食物，矢气酸腐者，为伤食	大便臭如败卵—伤食
	小便黄赤混浊，臊腥异常者，多属膀胱湿热	小便黄浊臊腥—膀胱湿热
	尿液若散发出烂苹果样气味者，多属消渴病后期	尿液烂苹果气—消渴后期
	妇女月经臭秽者，多属热证	月经臭秽—热
	经血味腥者，多属寒证	经血味腥—寒
	带下臭秽而黄稠者，多属湿热	带臭黄稠—湿热
	带下腥臭而清稀者，多属寒湿	带腥清稀—寒湿
	崩漏或带下奇臭，兼见颜色异常者，应进一步检查是否癌症	崩带奇臭色异常—查癌
病室之气	病室臭气触人，多为瘟疫类疾病	病室臭—瘟疫
	病室有血腥味，多为失血证	病室血腥—失血
	病室有腐臭气，多患溃腐疮疡	病室腐臭—溃腐疮疡

续表

原文		关键词提示
病室之气	病室尸臭，多为脏腑衰败，病情重笃	病室尸臭—病情重笃
	病室有尿臊味，多见于水肿晚期	病室尿臊—水肿晚期
	病室有烂苹果样气味，多见于重症消渴病	病室烂苹果气—重症消渴
	病室有蒜臭味，多见于有机磷农药中毒	病室蒜臭—有机磷农药中毒

考题举例

单选题

病室有烂苹果气味，属（　　）

A. 水肿晚期　B. 重症消渴病　C. 瘟疫初起
D. 脏腑败证　E. 农药中毒

第三章

问诊

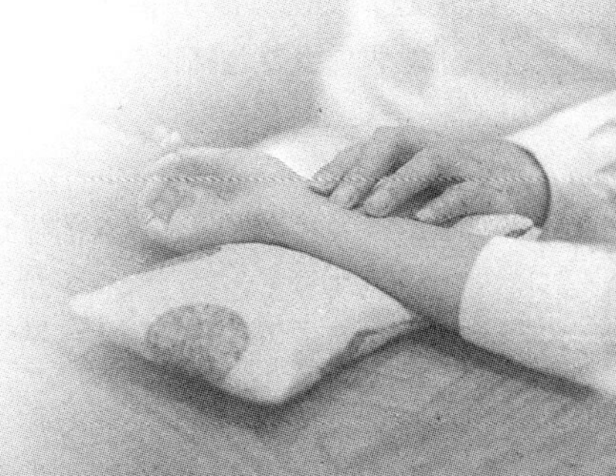

一、问诊基本概念

	原文	关键词提示
问诊内容	一般情况、主诉、现病史、既往史、个人生活史、家族史	问：遗嘱先寄各家？（一主现既个家）
主诉	是患者就诊时最感痛苦的症状、体征及其持续时间	主诉—最痛苦的症、体、时
现病史	起病情况、病变过程、诊治经过、现在症	现病史（时－期）起变治现
	注：如果现病史后边断片了，可通过“史－时－时期－期－起”这个联想链回忆	

考题举例

名词解释

主诉

填空题

现病史主要包括：__________、__________、__________、__________。

单选题

1. 病人就诊时最感痛苦的症状，属（　　）

A. 主诉　　B. 现病史　　C. 现在症
D. 生活史　　E. 既往史

2. 问现病史不包括（　　）

A. 发病情况　　B. 病变过程　　C. 诊治经过
D. 现在症状　　E. 平素健康状况

3. 下列哪项不属于问诊的内容（　　）

A. 气色　　B. 疼痛　　C. 腹胀

D. 心悸　　E. 胸闷

多选题

1. 下述何项唯有通过问诊了解（　　）

A. 面赤　　B. 胁胀　　C. 苔白

D. 盗汗　　E. 咳嗽

2. 现病史主要包括（　　）

A. 现在症状　　B. 以往生病情况　　C. 发病情况

D. 病变经过　　E. 诊断治疗经过

二、问寒热

考点分析

问寒热是必考内容，须重点复习。先记四大类型（如发热恶寒、但寒不热等），次记各类中有几个小类型（如 4 种潮热等），再记各小类型的特点（如恶寒重是风寒等）。其他如问汗等都这样记。

原文		关键词提示
概念	恶风：指患者遇风觉冷，避之可缓	恶风避之可缓
	恶寒：指患者自觉怕冷，多加衣被或近火取暖仍不能缓解	恶寒暖之不解
	畏寒：指患者自觉怕冷，多加衣被或近火取暖能够缓解	畏寒暖之能解
恶寒发热	恶寒发热同时出现，是表证的特征性症状。特别是恶寒一症，为诊断表证所必须具备的症状	

续表

<table>
<tr><th colspan="3">原文</th><th>关键词提示</th></tr>
<tr><td rowspan="3">恶寒发热</td><td colspan="2">恶寒重发热轻，是风寒表证的特征</td><td>恶寒重—风寒特征</td></tr>
<tr><td colspan="2">发热重恶寒轻，是风热表证的特征</td><td>恶寒轻—风热特征</td></tr>
<tr><td colspan="2">发热轻而恶风，是伤风表证的特征</td><td>恶风—伤风特征</td></tr>
<tr><td rowspan="3">但寒不热</td><td colspan="3">但寒不热，是里寒证的特征</td></tr>
<tr><td colspan="2">新病恶寒，主要见于里实寒证</td><td>新病—实</td></tr>
<tr><td colspan="2">久病畏寒—主要见于里虚寒</td><td>久病—虚</td></tr>
<tr><td rowspan="4">但热不寒</td><td colspan="3">但热不寒，是里热证的特征。根据发热的轻重、时间、特点等，临床上常见以下三种类型</td></tr>
<tr><td>壮热</td><td>高热（39℃以上）持续不退，不恶寒只恶热的症状。常兼满面通红、口渴、大汗出、脉洪大等症。属里热证。常见于伤寒阳明经证或温病气分证</td><td>高热脉洪大—阳明、气分热</td></tr>
<tr><td rowspan="2">潮热</td><td colspan="2">潮热：指按时发热，或按时热势加重，如潮汐之有定时的症状</td></tr>
<tr><td>阳明潮热：日晡（bū，下午 3 ～ 5 时，即申时）发热明显，且热势较高。兼见口渴饮冷，腹胀便秘等症；常见于伤寒之阳明腑实证</td><td>日晡发热—阳明腑实证</td></tr>
</table>

续表

<table>
<tr><th colspan="3">原文</th><th>关键词提示</th></tr>
<tr><td rowspan="6">但热不寒</td><td rowspan="4">潮热</td><td>阴虚潮热：午后和夜间有低热，兼见颧红、盗汗、五心烦热（胸中烦、手足心发热而喜就凉处）等；严重者，感觉有热自骨内向外透发，称为“骨蒸潮热”，多属阴虚火旺所致</td><td>盗汗、五心烦热—阴虚</td></tr>
<tr><td>湿温潮热：午后热甚，兼见身热不扬（即肌肤初扪之不觉很热，但扪之稍久即感灼手），头身困重等。常见于湿温病</td><td>身热不扬—湿温</td></tr>
<tr><td>午后或夜间发热，亦可见于瘀血久积，郁而化热</td><td>潮热无兼症—瘀血</td></tr>
<tr><td>发热以夜间为甚者，称为身热夜甚，温病见之多为热入营分，耗伤营阴的表现</td><td>身热夜甚—热入营分</td></tr>
<tr><td rowspan="2">微热</td><td colspan="2">微热：指发热不高，体温一般在38℃以下，或仅自觉发热</td></tr>
<tr><td>气虚发热：长期微热，劳累则甚，或仅面部发热而体温不高，兼倦怠疲乏，少气、自汗等症</td><td>微热，劳累则甚—气虚发热</td></tr>
</table>

续表

原文			关键词提示
但热不寒	微热	阴虚发热：长期低热，兼颧红、五心烦热等症	低热，五心烦热—阴虚发热
		气郁发热：每因情志不舒而时有微热，兼胸闷、急躁易怒等症	情志不舒而时有微热—气郁发热
		小儿夏季热：小儿于夏季气候炎热时长期发热，兼有烦渴、多尿、无汗等症，至秋凉可自愈，多属气阴两虚发热	小儿夏季热，秋凉自愈
寒热往来	寒热往来：指患者自觉恶寒与发热交替发作的症状。是邪正相争，互为进退的病理反映，常见于伤寒病的少阳病，或温病的邪伏膜原，为邪在半表半里证的特征		邪正相争，互为进退。 半表半里证特征
	恶寒战栗与高热交替发作，每日或二三日发作一次，发有定时，是疟疾		寒热有定时—疟疾
	注：外感病（少阳病、邪伏膜原）与疟疾都有寒热往来，但外感病寒热发无定时，而疟疾寒热发有定时，是二者的主要区别		
	气郁化火及妇女热入血室等，也可出现寒热往来，似疟非疟，临床应当结合病史及其他兼症详细辨识		似疟非疟—气郁化火、热入血室

续表

原文	关键词提示
问寒热时首先应询问患者有无怕冷或发热的症状。如有寒热症状，必须询问怕冷与发热是否同时出现，还应注意询问寒热的新久、轻重程度、持续时间的长短，寒热出现有无时间或部位特点，寒热与体温的关系、寒热消长或缓解的条件，及其兼症等	❶ 有无怕冷；是否同时 ❷ 新久轻重，时间长短 ❸ 时间部位特点 ❹ 与体温关系 ❺ 消长条件及兼症

考题举例

名词解释

潮热

填空题

1. 寒热往来是__________，____________的病理反映。

2. 恶寒发热的常见类型有______________、______________、______________。

单选题

1. 病人下午 3 ～ 5 时热势较高，属（　　）
   A. 阳明潮热　B. 湿温潮热　C. 阴虚潮热
   D. 气虚发热　E. 血虚发热

2. 怕冷加衣被可解，是（　　）
   A. 风寒表证　B. 风热表证　C. 感受风邪
   D. 阳明经证　E. 阳气虚衰

多选题

寒热往来见于（　　）
A. 太阳病　B. 少阳病　C. 表证
D. 半表半里证　E. 疟疾

简答题

1. 简述壮热、潮热的含义。

2. 患者主诉发热，医者还须进一步询问哪些内容？

三、问汗

考点分析

汗症很好记。因为它多据兼症而断，兼症都是以前学过的，看一遍就能记住。

（一）有汗无汗

	原文	关键词提示
无汗	表证无汗，兼见恶寒重发热轻者，多属风寒表证	恶寒重—风寒
	里证无汗，兼见口不甚渴舌绛而干者，多因阴津亏虚，化汗乏源	舌绛而干—阴虚
	里证无汗，兼见面唇色淡，舌色淡白，多为血虚，化源不足	面唇舌淡—血虚
	里证无汗，兼见畏寒乏力，舌淡苔白者，多因阳气亏虚，无力化汗	畏寒乏力—阳虚
有汗	表证有汗，若兼见发热恶寒，咽痛鼻塞，多见于风热表证 若兼见恶风，脉浮缓，多见于风邪犯表证	发热恶寒咽痛—风热 恶风—伤风

续表

原文		关键词提示
有汗	里证有汗，兼见发热面赤，口渴饮冷者，多见于里热证	发热饮冷—里热
	里证有汗亦可见于里虚证，如阳气亏虚或阴虚内热	阳虚、阴虚—里虚

（二）特殊汗出

原文		关键词提示
自汗	醒时汗出，活动后尤甚，常兼见神疲乏力，少气懒言或畏寒肢冷等症状，多见于气虚证和阳虚证	自汗神疲—气虚 畏寒肢冷—阳虚
盗汗	睡时汗出，醒则汗止，常兼见潮热，舌红少苔，脉细数等症状，多见于阴虚证。若气阴两虚者，常自汗盗汗并见	盗汗脉细数—阴虚 自汗盗汗并见—气阴两虚
绝汗	病情危重的情况下，出现大汗不止的症状	绝汗—危重
	病势危重，冷汗淋漓如水，面色苍白，肢冷脉微者，属亡阳之汗	病危冷汗如水—亡阳
	病势危重，汗热而黏如油，烦躁口渴，脉细数或疾，属亡阴之汗	病危热汗如油—亡阴

续表

原文		关键词提示
战汗	患者先恶寒战栗而后汗出的症状。常见于外感热病或伤寒邪正剧烈斗争的阶段，是疾病发展的转折点	战汗—邪正剧烈斗争
	若汗出热退，脉静身凉，提示邪去正复，疾病向愈；若汗出身热不退，烦躁不安，脉来急疾，提示邪盛正衰，病情恶化	战汗热退—病向愈 战汗热不退—病恶化
黄汗	汗出沾衣，色如黄柏，多见于腋窝部。多因风湿热邪交蒸	汗如黄柏—风湿热邪交蒸

（三）局部汗出

原文		关键词提示
头汗	兼见心胸烦闷，口渴面赤，多因上焦热盛，迫津外泄	心烦面赤—上焦热
	兼见身重倦怠，胃脘痞满，中焦湿热蕴结，迫津上越	身重脘痞—中焦湿热
	兼见四肢厥冷，气喘脉微，多因元气将脱，阴阳离决，虚阳上越，津随阳泄	肢厥脉微—元气将脱
手足汗出	兼见五心烦热，咽干口燥者，多因阴虚内热，迫津外泄	五心烦热—阴虚
	兼见腹胀便秘，日晡潮热者，多因阳明燥热内结	日晡潮热—阳明腑实

续表

<table>
<tr><th colspan="2">原文</th><th>关键词提示</th></tr>
<tr><td rowspan="2">手足汗出</td><td>兼见口干欲饮，牙龈肿痛，肢体困重，便溏呕恶者，多因脾胃湿热内盛所致</td><td>口干欲饮—热；
肢体困重—湿；
便溏呕恶—脾胃</td></tr>
<tr><td colspan="2">注：见“口干欲饮”就能想到“热”；见到“肢体困重”应该想到“湿”；而“便溏”是脾病，“呕恶”是胃病。加到一块，“脾胃湿热”就出来了。这样就不用死记，利用基础知识联想就能答对选择题。下面的“心胸汗出”的关键词提示也是这个意思</td></tr>
<tr><td rowspan="2">心胸汗出</td><td>兼见心悸、失眠、腹胀、便溏者，多为心脾两虚</td><td>心悸—心；便溏—脾</td></tr>
<tr><td>兼见心悸心烦、失眠、腰膝酸软者，多为心肾不交</td><td>心悸—心；腰膝酸软—肾</td></tr>
<tr><td>半身汗出</td><td>多见痿病、中风及截瘫患者。多因风痰、痰瘀、风湿等阻滞经络，营卫不能周流，气血失和所致</td><td>半身汗—痿病中风及截瘫</td></tr>
</table>

考题举例

名词解释

1. 战汗　2. 绝汗

填空题

1. 半身汗多见于痿病、______、______病人。
2. 自汗多见于______证、______证。

3. 盗汗多见于______证。自汗盗汗并见，提示__________。

单选题

1. 自汗多因（　　）

A. 阴虚内热　B. 气虚卫阳不固　C. 邪正相争
D. 阳气暴脱　E. 血虚

2. 表证出汗，兼见恶风，脉浮缓，多为（　　）

A. 风寒表证　B. 风热表证　C. 伤风表证
D. 阳虚表证　E. 血虚表证

3. 战汗提示（　　）

A. 邪去正安　B. 邪胜正衰　C. 邪正相争剧烈
D. 阴阳离决　E. 阴虚

4. 头汗兼见心胸烦闷，口渴面赤，是（　　）

A. 上焦热盛　B. 中焦湿热　C. 下焦湿热
D. 元气将脱　E. 阳气不足

5. 危重病人汗热而黏如油，多提示（　　）

A. 亡阴　B. 亡阳　C. 正气来复
D. 脾胃湿热　E. 中风

6. 睡时汗出，醒后汗止者是（　　）

A. 自汗　B. 盗汗　C. 大汗
D. 战汗　E. 头汗

7. 自汗、盗汗并见，是（　　）

A. 阳气亏虚证　B. 精血不足证　C. 阴液亏虚证
D. 气阴两虚证　E. 血液亏虚证

多选题

自汗见于（　　）

A. 气虚证　B. 血虚证　C. 阴虚证
D. 阳虚证　E. 亡阳证

简答题

如何鉴别自汗与盗汗？

四、问疼痛

考点分析

1. 考疼痛多出选择题，记住关键词方便判断。

2. 疼痛性质（冷痛、刺痛等）必考，应熟记，复习辨证也很有用。

3. 疼痛部位头、胸、背、腰是出题重点，特别关注一下。

原文	关键词提示
凡新病疼痛，痛势剧烈，持续不解，或痛而拒按，多属实证（不通则痛） 久病疼痛，痛势较轻，时痛时止，或痛而喜按，多属虚证（不荣则痛）	新痛为实久痛虚，拒按为实喜按虚
（一）问疼痛性质	
胸、胁、脘、腹胀痛：时发时止者，多是气滞为患	胀痛—气滞
窜痛：多因气滞所致	窜痛—气滞
头目胀痛：多因肝火上炎或肝阳上亢所致	头目胀痛—肝火肝阳
刺痛：是瘀血致痛的特点。部位比较固定，夜间尤甚	刺痛—瘀
游走痛：多因风邪偏胜所致	游走痛—风
固定痛：胸胁脘腹固定作痛，多是瘀血为患；四肢关节固定作痛，多因寒湿、湿热阻滞，或热壅血瘀所致	躯干固定痛瘀血；四肢固定痛寒湿瘀

续表

<table>
<tr><th colspan="2">原文</th><th>关键词提示</th></tr>
<tr><td colspan="2">冷痛：寒证（虚寒、实寒）</td><td>冷痛—寒</td></tr>
<tr><td colspan="2">灼痛：热证（虚热、实热）</td><td>灼痛—热</td></tr>
<tr><td colspan="2">绞痛：实证。有形实邪阻闭气机，或寒邪凝滞气机</td><td>绞痛—实</td></tr>
<tr><td colspan="2">隐痛：多因阳气不足，精血亏虚，脏腑经络失于温养所致</td><td>隐痛—虚</td></tr>
<tr><td colspan="2">空痛：气血亏虚，精髓不足，脏腑经络失养</td><td>空痛—虚</td></tr>
<tr><td colspan="2">重痛：湿邪困阻气机</td><td>重痛—湿</td></tr>
<tr><td colspan="2">酸痛：湿邪侵袭肌肉、关节、气血运行不畅；肾虚骨髓失养</td><td>酸痛—湿、虚</td></tr>
<tr><td colspan="2">掣痛（引痛、彻痛）：筋脉失养或筋脉阻滞不畅</td><td>掣痛—筋</td></tr>
<tr><td colspan="3">（二）问疼痛部位</td></tr>
<tr><td rowspan="4">头痛</td><td>前额连眉棱骨痛者，病在阳明经</td><td rowspan="4">动作记忆：用手指头部，说出经络名称
注：这是必考内容</td></tr>
<tr><td>后头连项痛者，病在太阳经</td></tr>
<tr><td>头两侧痛者，病在少阳经</td></tr>
<tr><td>巅顶痛者，病在厥阴经</td></tr>
<tr><td>胸痛</td><td>左胸心前区憋闷作痛，时痛时止，痛引肩臂者，痰瘀阻滞心脉</td><td>心前区闷痛—痰瘀阻心脉</td></tr>
</table>

续表

	原文	关键词提示
胸痛	胸背彻痛剧烈，面色青灰，手足青至节者，多因心脉急骤闭塞不通所致，可见于厥心痛（真心痛）等病	胸背彻痛，手足青至节—厥心痛
	胸痛，颧赤盗汗，午后潮热，咳痰带血者，多因肺阴亏虚，虚火灼伤肺络所致，可见于肺痨等病	潮热盗汗，咳痰带血—阴虚肺痨
	胸痛，喘促鼻扇，壮热面赤者，多因热邪壅肺，可见于肺热病	喘，壮热—肺热
	胸痛，壮热，咳吐脓血腥臭痰，多因痰热壅肺，腐肉成脓所致，可见于肺痈等病	脓血腥臭痰—肺痈（热）
	胸胀痛、窜痛，太息易怒者，多因情志郁结不舒，胸中气机不利	胀痛窜痛—气滞；太息—肝
	注：中医书里提到“郁”字，多指肝经气滞	
	胸部刺痛，固定不移者，多因跌打外伤，瘀血阻滞胸部脉络所致	刺痛—瘀
	胸肋软骨疼痛而局部高起，皮色不变，或沿肋骨相引掣痛者，多因气结痰凝血瘀，经气不和所致	肋高、沿肋骨掣痛—气痰瘀

续表

	原文	关键词提示
胁痛	与肝胆病有关。如肝郁气滞、肝胆湿热、肝胆火盛、肝阴亏虚、饮停胸胁、阻滞气机、经脉不利，均可导致	胁—肝胆
脘痛	与胃病有关	脘—胃
	实证多在进食后疼痛加剧	食后痛剧—实
	虚证多在进食后疼痛缓解	食后痛缓—虚
	胃脘冷痛剧烈，得热痛减者，多属寒邪犯胃	冷痛—寒
	胃脘灼热疼痛，消谷善饥，口臭便秘者，多属胃火炽盛	灼痛—火
	胃脘胀痛、嗳气、郁怒则痛甚者，多属胃腑气滞	胀痛—气滞
	胃脘刺痛，痛有定处者，多属胃腑血瘀	刺痛—瘀
	胃脘剧痛暴作，出现腹部板硬、压痛及反跳痛者，多因胃穿孔	压痛反跳痛—胃穿孔
	胃脘疼痛不规律，痛无休止而明显消瘦者，应考虑胃癌的可能	脘痛不规律无休止—胃癌

续表

原文		关键词提示
背痛	脊痛不可俯仰者，多因寒湿阻滞或督脉损伤所致	脊—督脉；不可俯仰—寒湿
	背痛连项者，多因风寒客于太阳经所致	背痛连项—风寒太阳经
	肩背痛，多因寒湿阻滞，经气不利所致	肩背痛—寒湿
腰痛	腰部经常绵绵作痛，酸软无力者，多因肾虚所致	腰绵痛酸软—肾虚
	腰部冷痛沉重，阴雨天加重，多因寒湿所致	冷痛—寒；沉重—湿
	腰部刺痛，或痛连下肢者，多因瘀血阻络或腰椎病变所致	刺痛—瘀
	腰部突然剧痛，向少腹部放射，尿血者，多因结石阻滞所致	突然剧痛引少腹—结石
	腰痛连腹，绕如带状，多因带脉损伤所致	腰痛连腹如带—带脉损伤
周身疼痛	新病多实证，久病多虚证。临床应注意询问病史、疼痛的性质及其兼症，以确定疼痛的原因	新病实，久病虚

考题举例

填空题

重痛多因＿＿＿＿＿＿所致，刺痛是＿＿＿＿＿疼痛的特点之一。

单选题

1. 前额连眉棱骨疼痛，属于（　　）

A. 督脉　　B. 少阳经　　C. 太阳经
D. 阳明经　　E. 厥阴经

2. 巅顶头痛属（　　）

A. 少阳头痛　　B. 少阴头痛　　C. 厥阴头痛
D. 太阴头痛　　E. 太阳头痛

3. 分辨头痛的经络病位，头项痛者多属（　　）

A. 阳明经　　B. 太阳经　　C. 少阳经
D. 厥阴经　　E. 太阴经

4. 肝阳上亢的头痛特点是（　　）

A. 刺痛　　B. 胀痛　　C. 重痛
D. 空痛　　E. 酸痛

5. 血瘀证疼痛特点为（　　）

A. 胀痛　　B. 冷痛　　C. 刺痛
D. 灼痛　　E. 隐痛

6. 气滞所致的疼痛性质为（　　）

A. 刺痛　　B. 胀痛　　C. 重痛
D. 酸痛　　E. 冷痛

简答题

简述三阳经及厥阴经头痛的部位特征。

五、问头身胸腹不适（除疼痛之外）

考点分析

1. 这部分也是选择题多，尤其关注头晕、心悸、脘痞、腹胀。

2. 各症状病因较多，可记关键词（多是以前学过的，不难记）。也可先做小结（见头晕）先记提纲，这样做答多选题有利（见习题）。

原文		关键词提示
头晕	头晕胀痛，口苦，易怒，脉弦数者，多因肝火上炎、肝阳上亢，脑神被扰所致	头胀易怒—肝火，肝阳
	头晕而重，如物缠裹，痰多苔腻，多因痰湿内阻，清阳不升所致	痰多苔腻—痰湿
	外伤后头晕刺痛，多因瘀血阻滞，脑络不通所致	刺痛—瘀血
	头晕面白，神疲乏力，舌淡脉弱者，多因气血亏虚，脑失充养所致	神疲—气虚；舌淡—血虚
	头晕耳鸣，遗精健忘，腰膝酸软，多因肾虚精亏，髓海失养所致	腰膝酸软—肾虚
	小结：头晕三实（肝、痰、瘀）两虚（气血、肾），用手指着头复习	
胸闷	胸闷，心悸气短，多因心气虚或心阳不足所致	心悸—心；气短—气虚
	胸闷，咳喘痰多，多因痰饮停肺所致	咳喘—肺；痰多—痰
	胸闷气喘，少气不足以息，多因肺气虚或肺肾气虚所致	喘—肺；少气—肺肾气虚
	胸闷气喘，畏寒肢冷，多因寒邪客肺所致	喘—肺；畏寒肢冷—寒

续表

<table>
<tr><th colspan="2">原文</th><th>关键词提示</th></tr>
<tr><td rowspan="2">胸闷</td><td>胸闷，壮热，鼻翼扇动，多因热邪或痰热壅肺所致</td><td>壮热—热</td></tr>
<tr><td colspan="2">小结：胸闷一心（气虚阳虚）二肺（肺气虚肺肾气虚、痰）加寒、热。手指自己心肺复习</td></tr>
<tr><td rowspan="6">心悸</td><td>心悸：患者自觉心跳不安的症状。其中，因受惊而发，或心悸易惊者，谓之惊悸；无明显外界诱因，心跳剧烈，上至心胸，下至脐腹，悸动不安者，谓之怔忡（zhēngchōng）。怔忡病情较惊悸为重</td><td>心悸跳不安，
惊悸因受惊，
怔忡无诱因，
剧烈胸腹重
注：心悸包括惊悸、怔忡</td></tr>
<tr><td>心悸，气短、乏力、自汗，多属心气、心阳亏虚，鼓动乏力</td><td>心悸—心；乏力—气阳虚</td></tr>
<tr><td>心悸，面白唇淡，头晕气短，多属气血两虚，心神失养</td><td>心悸—心；唇淡—血虚；气短—气虚</td></tr>
<tr><td>心悸，颧红，盗汗，多属心阴不足，心神失养</td><td>心悸—心；颧红盗汗—阴虚</td></tr>
<tr><td>心悸，时作时止，胸闷不适，痰多，多属胆郁痰扰，心神不安</td><td>心悸—心；胸闷痰多—痰</td></tr>
<tr><td colspan="2">注：这条看不出胆的症状，只好死记了</td></tr>
</table>

续表

<table>
<tr><th colspan="2">原文</th><th>关键词提示</th></tr>
<tr><td rowspan="3">心悸</td><td>心悸，下肢或颜面浮肿，喘促，多属阳虚水泛，水气凌心</td><td>心悸—心；浮肿—水</td></tr>
<tr><td>心悸，短气喘息，胸痛不移，舌紫暗，多属心脉痹阻，血行不畅</td><td>心悸—心；舌紫暗—瘀</td></tr>
<tr><td colspan="2">小结：心悸分三类：虚（气、血、阴、阳）；实（痰、瘀）；虚实夹杂（阳虚水泛）</td></tr>
<tr><td rowspan="3">胁胀</td><td>胁肋胀痛，太息易怒，脉弦，多因肝气郁结所致</td><td>太息易怒—肝郁</td></tr>
<tr><td>胁肋胀痛，身目发黄，口苦，苔黄腻，多因肝胆湿热所致</td><td>胁肋—肝胆；苔黄腻—湿热</td></tr>
<tr><td>此外，胁胀，患侧肋间饱满，咳唾引痛，多因饮停胸胁所致</td><td>肋间饱满，咳唾引痛—饮停胸胁</td></tr>
<tr><td rowspan="4">脘痞</td><td colspan="2">脘痞：自觉胃脘胀闷不舒的症状。是脾胃病变，病机有虚实之分</td></tr>
<tr><td>脘痞，饥不欲食，干呕，舌红少苔，多为胃阴亏虚</td><td>饥不欲食—胃阴虚</td></tr>
<tr><td>脘痞，食少，便溏，多为脾胃气虚</td><td>脘—胃；食少便溏—脾虚</td></tr>
<tr><td>脘痞，嗳腐吞酸，多为食积胃脘</td><td>嗳腐吞酸—食积</td></tr>
</table>

续表

原文		关键词提示
脘痞	脘痞，纳呆呕恶，苔腻，多为湿邪困脾	脘痞纳呆，呕恶苔腻—脾湿
	脘痞，胃脘有振水声，多为饮邪停胃	胃脘振水声—饮邪停胃
	小结：脘痞两虚（阴、气）三实（食、湿、饮），摸着胃脘部复习	
腹胀	食后腹胀，多属脾虚不运	食后腹胀—脾虚不运
	腹胀，冷痛，呕吐清水，多为寒湿犯胃或脾胃阳虚	冷痛吐清水—寒湿、阳虚
	腹胀，身热面赤，便秘，腹硬痛拒按，多为热结阳明的阳明腑实证	便秘拒按—阳明腑实
	腹胀，食欲不振，嗳腐吞酸，或腹痛拒按，大便秘结，多为食积	嗳腐吞酸—食积
	腹胀，嗳气太息，遇情志不舒加重，多属肝气郁滞	太息—肝郁
	腹胀，呃逆呕吐，腹部按之有水声，多属痰饮	呃、吐、腹有水声—痰饮
	小儿腹大，面黄肌瘦，不欲进食，发如结穗，多为疳积	发如结穗—疳积

续表

原文		关键词提示
身重	身重，脘闷苔腻，多因湿困脾阳，阻滞经络所致	身重、苔腻—湿
	身重，浮肿，系水湿泛滥肌肤所致	浮肿—水湿
	身重，嗜卧，疲乏，多因脾气虚，不能运化精微布达四肢、肌肉	疲乏—气虚
	热病后期见身重乏力，多系邪热耗伤气阴，形体失养所致	热病后期，身重乏力—热伤气阴
身痒	多由风邪袭表、血虚风燥、湿热浸淫等所致	痒—风、虚、燥、湿、热
麻木	颜面麻木，伴口眼㖞（wāi）斜，多为风邪阻络，见于中风的中络证	口眼㖞斜—风邪阻络
	四肢麻木，活动正常，伴有关节痛等，多为寒湿阻滞，可见于痹病	关节痛—痹病
	四肢麻木，痿废不用，多为脾胃虚弱，可见于痿病	痿废—痿病
	半身麻木，活动自如，多为中风先兆；若伴有头晕目眩，气短乏力，多属气血两虚	半身麻木动自如—中风先兆；晕眩乏力—气血虚
拘挛	多因寒邪凝滞或气血亏虚，筋脉失养所致	拘挛寒凝、气血虚

续表

原文		关键词提示
乏力	乏力，神疲气短，倦怠懒言，动则益甚，舌淡脉弱，多为气虚	乏力气短—气虚
	乏力，头晕，心悸气短，伴面色无华，多为气血亏虚	乏力气短—气虚； 面色无华—血虚
	乏力身重，困倦，或伴纳呆脘痞，苔腻脉滑，多为湿困 若伴面色萎黄，便溏或稀便，食少腹胀，多为脾虚湿盛	乏力—气虚；身重—湿； 食少腹胀便溏—脾三症

考题举例

填空题

心悸包括______和________。

单选题

1. 哪项不是引起头晕的主要原因（　　）

A. 气血亏虚　　B. 肝阳上亢　　C. 湿热蕴脾

D. 痰湿内阻　　E. 肾虚精亏

2. 下列哪项不是引起心悸的主要原因（　　）

A. 阳虚水泛　　B. 胆郁痰扰　　C. 心阳亏虚

D. 气血两虚　　E. 肝胃郁热

多选题

头晕胀痛，口苦易怒，脉弦数，多为（　　）

A. 痰湿内阻　　B. 肝阳上亢　　C. 肝火上炎

D. 瘀阻脑络　　E. 肾虚精亏

六、问耳目

原文		关键词提示
（一）问耳		
耳鸣	突发耳鸣，声大如雷，按之尤甚，属实证。多由肝胆火扰、肝阳上亢，或痰火壅结、气血瘀阻、风邪上袭，或药毒损伤耳窍等所致	按之尤甚—实
	渐起耳鸣，声细如蝉，按之可减，或耳渐失聪而听力减退，多属虚证。可因肾精亏虚，或脾气亏虚，清阳不升，或肝阴、肝血不足，髓海失充，耳窍失养所致	按之可减—虚
重听、耳聋	重听：患者自觉听力减退，听音不清，或听觉迟钝的症状，称为重听；严重者，听力明显减退，甚至听觉完全丧失，称为耳聋	注：名词解释答案
	骤发重听、耳聋，以实证居多，常因肝胆火扰、痰浊上蒙或风邪上袭耳窍所致	骤发—实
	日久渐成者，以虚证居多，多因肾之精气亏虚，耳窍失荣所致	日久渐成—虚

续表

原文		关键词提示
（二）问目		
目痛	痛剧病程短者，多属实证	目病多责肝，新病为实久病虚
	痛微病程长者，多属虚证	
	目剧痛难忍，面红目赤者，多因肝火上炎所致	目赤剧痛—肝火
	目赤肿痛，羞明多眵（chī）者，多因风热上袭所致	目赤肿痛—风热
	目微痛微赤，时痛时止而干涩者，多因阴虚火旺所致	微痛微赤，干涩—虚火
	目剧痛，连及头痛，恶心呕吐，瞳孔散大，如云雾状，色青或绿或黄者，为青（或绿，或黄）风内障	瞳大，雾状，青绿黄—青（绿、黄）内障
目痒	两目痒甚如虫行，伴畏光流泪、灼热者，多属实证，因肝火上扰或风热上袭等所致	重症（痒甚）—实热
	目微痒而势缓，多属虚证，因血虚，目失濡养所致 亦可见于实性目痒初起或剧痒渐愈，邪退正复时	轻症（微痒）—血虚；实证初或渐愈
目眩（眼花）	患者自觉视物旋转动荡，如坐舟车，或眼前如有蚊蝇飞动的症状。兼见头晕头胀、面赤耳鸣、腰膝酸软者，为肝肾阴虚，肝阳上亢所致。兼见头晕胸闷、体倦肢麻、恶心苔腻者，为湿痰内蕴，清阳不升	视物旋转蚊蝇飞 目眩头晕胀—肝阳亢 腰膝酸软—肝肾阴虚 胸闷、苔腻—湿痰

续表

原文		关键词提示
目昏、雀盲、歧视	目昏是指视物昏暗，模糊不清的症状	注：名词解释答案
	雀盲是指白昼视力正常，每至黄昏以后视力明显减退，视物不清的症状。又称夜盲、雀目、鸡盲	
	歧视是指视一物成二物而不清的症状	
	三者皆为视力减退病变，病因、病机基本相同，多因肝肾亏虚，精血不足，目失所养引起，常见于年老、体弱或久病之人	视力减退—肝肾虚
注：拒按实，喜按虚；新病实，久病虚；重症实，轻症虚—凡病皆然，不独耳目		

考题举例

名词解释

1. 重听　2. 目昏

单选题

1. 目眩的表现为（　　）

A. 视物不清　　B. 视物旋转　　C. 视物昏花

D. 视力丧失　　E. 目睛上视

2. 耳鸣，以手按之可减轻，多属（　　）

A. 肝胆火盛　　B. 肾虚精亏　　C. 痰湿内蕴

D. 外感风湿　　E. 肝火上炎

七、问睡眠

	原文	关键词提示
失眠	失眠，由于阴虚阳盛，阳不入阴，神不守舍，心神不安所致	阳盛失眠
	引起失眠的原因主要有二：一是营血亏虚，或阴虚火旺，心神失养，或心胆气虚，心神不安，其证虚。二是邪气干扰，如火邪、痰热内扰心神，心神不安，或食积胃脘，其证属实	虚证气血阴，实证火痰食
嗜睡	嗜睡亦称多寐、多眠睡。多因阳虚阴盛所致	阴盛嗜睡
	困倦嗜睡，头目昏沉，胸闷脘痞，肢体困重，苔腻脉濡者，多是痰湿困脾，清阳不升所致	嗜睡闷腻—痰湿困脾
	饭后困倦嗜睡，形体衰弱，纳呆腹胀，少气懒言者，多因脾气虚弱，清阳不升，心失所养引起	饭后嗜睡—脾气虚
	精神极度疲惫，神识朦胧，困倦易睡，肢冷脉微者，多因心肾阳虚，阴寒内盛所致	疲惫易睡，肢冷脉微—心肾阳虚
	大病之后，神疲嗜睡，乃是正气未复的表现	病后神疲—正气未复

续表

原文		关键词提示
嗜睡	嗜睡伴轻度意识障碍，叫醒后不能正确回答问题者，多因邪闭心神所致。其病邪以热邪、痰热、湿浊为多见。此种嗜睡常是昏睡、昏迷前期表现	轻度意识障碍—邪闭心神

考题举例

单选题

不会导致失眠的是（　　）

A. 心胆气虚　　B. 食积胃脘　　C. 痰热内扰

D. 阴寒内盛　　E. 营血亏虚

多选题

1. 引起嗜睡的主要原因有（　　）

A. 痰湿困脾　　B. 脾气虚弱　　C. 热扰心神

D. 邪闭心神　　E. 心肾阳虚

2. 与失眠有关的是（　　）

A. 心气虚　　B. 心阳虚　　C. 心血虚

D. 心阴虚　　E. 心火盛

八、问饮食口味

原文		关键词提示
（一）问口渴与饮水		
不渴	津液未伤，多见于寒证、湿证	不渴津未伤

续表

<table>
<tr><th colspan="2">原文</th><th>关键词提示</th></tr>
<tr><td rowspan="5">口渴多饮</td><td>口渴多饮，是津液损伤表现</td><td>渴是津液伤</td></tr>
<tr><td>口渴咽干，鼻干唇燥，发于秋季者，多因燥邪伤津所致</td><td rowspan="4">咽鼻唇干燥伤津，
壮热饮冷实热明，
三多一少消渴病，
过汗过尿渴多饮</td></tr>
<tr><td>大渴喜冷饮，兼壮热面赤，汗出心烦，小便短黄，脉洪数，属实热</td></tr>
<tr><td>口渴多饮，甚或饮一溲一，小便量多，多食易饥，身体消瘦者，属消渴病。乃素体阴虚，燥热内生，阴津耗损所致</td></tr>
<tr><td>此外，大量汗出或发汗太过，剧烈吐泻，以及利尿太过，导致体内津液大量消耗，人必欲饮水自济，也会见口渴多饮</td></tr>
<tr><td rowspan="4">渴不多饮</td><td>渴不多饮，是轻度伤津，或津液输布障碍所致</td><td rowspan="4">寒热浮数风热表，
夜热不寐红绛营，
五心烦热必阴虚，
身热不扬湿热明，
渴喜热饮入不多，
水入即吐痰饮病，
漱水不咽血瘀证</td></tr>
<tr><td>外感疾病中，见口干微渴，恶寒发热，咽痛，脉浮数，为风热表证</td></tr>
<tr><td>温病见口渴不多饮，身热夜甚，心烦不寐，舌质红绛者，为营分证</td></tr>
<tr><td>口干不欲饮，兼见五心烦热，颧红盗汗，舌红少苔，脉细数，属阴虚</td></tr>
</table>

续表

<table>
<tr><th colspan="2">原文</th><th>关键词提示</th></tr>
<tr><td rowspan="4">渴不多饮</td><td>口渴不多饮，见身热不扬，头身困重，胸闷纳呆，舌苔黄腻，属湿热</td><td rowspan="3"></td></tr>
<tr><td>口渴喜热饮，饮入不多，或水入即吐，属痰饮病</td></tr>
<tr><td>口干，但欲漱水不欲咽，兼舌质青紫，脉涩，为血瘀证</td></tr>
<tr><td colspan="2">注：❶ 渴不多饮有表里虚实多因，皆以兼症判断。❷ 以上7句歌诀都是特征症，最好背熟。以后不论见到何证，只要有“五心烦热”就可断为阴虚；有“身热不扬”肯定是湿热。有“但欲漱水不欲咽”必是瘀血。其他类推</td></tr>
<tr><td colspan="3">（二）问食欲与食量</td></tr>
<tr><td rowspan="5">食欲减退（纳呆、不欲食、食欲不振）</td><td>纳呆食少，兼形体消瘦，面色淡白或萎黄，腹胀便溏，疲倦乏力，舌淡，脉虚者，属脾胃气虚</td><td>食少腹胀便溏—脾三症；疲倦乏力—气虚</td></tr>
<tr><td>纳呆腹胀，胸闷恶心，呕吐泄泻，头身困重，苔腻，脉滑或濡缓者，属湿邪困脾</td><td>纳呆腹胀泄泻—脾三症；身重苔腻—湿</td></tr>
<tr><td colspan="2">注：食少（纳呆）、腹胀、便溏（泄泻）三症并见，是脾病的标志。以后会多次见到</td></tr>
<tr><td>不欲饮食，兼见寒热往来，胸胁苦满，神情默默，口苦咽干，目眩者，属少阳病</td><td>默默不食寒热往，胸满口苦病少阳</td></tr>
<tr><td colspan="2">注：“少阳病寒热往来，胸胁苦满，默默不欲饮食，口苦咽干目眩，脉弦”。这一串症状最好原文全记，考试绝对有用</td></tr>
</table>

续表

原文		关键词提示
厌食	厌食腹胀，脘闷欲呕，嗳腐食臭，舌苔厚腻，脉滑，为食滞胃脘	注：嗳腐是食积特征
	厌食油腻，脘闷腹胀，泛恶欲呕，便溏不爽，肢体困重者，为湿热蕴脾	厌食腹胀便溏—脾三症 厌油腻—湿热
	厌油腻饮食，身目发黄，胁肋胀痛，口苦咽干，为肝胆湿热	厌油腻—湿热 胁肋胀痛—肝胆
	女子妊娠早期，厌食恶心，或食入即吐，重者厌食明显，呕吐频繁，称为妊娠恶阻	妊娠厌食呕恶—妊娠恶阻
消谷善饥	消谷善饥，亦称“多食易饥”，是指患者食欲亢进，进食量多，易感饥饿的症状，多由胃热炽盛，腐熟太过所致	注：填空题答案
	消谷善饥，兼多饮多尿，身体消瘦者，多见于消渴病	三多一少消渴病
	多食易饥，兼见大便溏泄者，为胃强脾弱	多食—胃强；便溏—脾弱
饥不欲食	饥不欲食，见于胃阴虚证。常伴胃脘嘈杂，嗳气，干呕，呃逆，咽干口燥等症状	饥不欲食胃阴虚 注：胃阴虚特征症

续表

<table>
<tr><th colspan="2">原文</th><th>关键词提示</th></tr>
<tr><td>胃脘嘈杂</td><td>胃脘嘈杂：指胃中空虚，似饥非饥，似痛非痛，热辣不宁者。常伴情绪抑郁，胸胁胀满，嗳腐吞酸等，因肝气不舒，郁久化热，肝火横逆，克伐胃腑所致</td><td>抑郁、胁胀—肝郁
嗳腐吞酸—胃病</td></tr>
<tr><td rowspan="3">偏嗜食物</td><td>小儿偏嗜生米、泥土，兼见腹胀腹痛，面色萎黄，属虫积</td><td>偏嗜异物多虫积</td></tr>
<tr><td>喜食温热者，多属寒证；喜食寒凉者，多属热证</td><td>喜温是寒喜凉热</td></tr>
<tr><td>危重患者本来毫无食欲，突然索食，食量大增，称为“除中”，是假神的表现之一，因胃气败绝所致</td><td>不食实食为除中</td></tr>
<tr><td colspan="3">（三）问口味</td></tr>
<tr><td colspan="2">口淡：味觉减退，口中乏味，常伴食欲减退，属脾胃虚弱，或寒湿内阻</td><td rowspan="4">口淡脾虚或湿寒，
口苦实热心肝胆。
口甜脾胃有湿热，
脾虚食少乏力甜。
吐酸肝火把胃犯，
酸馊食积浊气泛。
口涩燥热伤津液，
肾虚或寒见口咸，
湿阻中焦口腻黏</td></tr>
<tr><td colspan="2">口苦：见于实热证。尤以心、肝、胆火旺者多见</td></tr>
<tr><td colspan="2">口甜：多与脾胃病有关，若口中甜而黏腻，脘闷不舒，舌苔黄腻者，为脾胃湿热。若口甜而食少，神疲乏力者，为脾虚</td></tr>
<tr><td colspan="2">口酸：若口中泛吐酸水，嗳气不适，脘腹疼痛者，多因肝火横逆犯胃，木郁作酸。若患者口中有酸馊味，口气酸臭者，多因暴饮暴食，损伤胃肠，食积不化，胃中浊气上泛所致</td></tr>
</table>

续表

原文	关键词提示
口涩：属燥热伤津，或脏腑热盛	
口咸：见于肾虚或寒证	
口黏腻：多由湿浊困阻中焦所致。如脾胃湿热、食积化热、痰湿内盛等	

考题举例

填空题

消谷善饥，多是__________、__________所致；饥不欲食，多因__________所致。

名词解释

1. 嘈杂　2. 除中

判断题

患者出现口渴，均提示热盛伤津。（　　）

单选题

1. 饥不欲食见于（　　）

A. 脾气虚证　B. 脾阳虚证　C. 胃气虚证

D. 胃阴虚证　E. 胃热炽盛

2. 口渴，但欲漱水而不欲咽多属（　　）

A. 痰饮　B. 湿热　C. 阴虚

D. 瘀血　E. 阳虚

3. 水入即吐者多属（　　）

A. 实热证　B. 热盛伤津　C. 阴虚

D. 痰饮　E. 瘀血

多选题

1. 久病患者本不能食而突然暴食，是（　　）

A. 除中　　B. 假神　　C. 脾胃之气将绝
D. 阳气来复　　E. 病危

2. 属于厌食的常见病机有（　　）
A. 湿热蕴脾　　B. 食滞胃脘　　C. 肝胆湿热
D. 脾胃虚弱　　E. 妊娠恶阻

3. 口渴多饮见于（　　）
A. 实热　　B. 阳虚　　C. 湿热
D. 营分证　　E. 消渴

4. 口甜多属（　　）
A. 脾气虚　　B. 肾阳虚　　C. 脾胃湿热
D. 肝火犯胃　　E. 燥热伤津

九、问大便

<table>
<tr><th colspan="2">原文</th><th>关键词提示</th></tr>
<tr><td colspan="3">（一）便次异常</td></tr>
<tr><td rowspan="4">便秘</td><td colspan="2">注：便秘病因有实（实热、实寒）有虚（阴虚、阳虚、气血虚），都能从兼症看出</td></tr>
<tr><td>便秘，腹胀痛拒按，口渴喜饮，舌苔黄燥，为热结便秘，属实证</td><td>拒按—实证；苔黄燥—燥热</td></tr>
<tr><td>大便艰涩，排出困难，面色苍白，手足不温，舌淡，脉沉迟者，属冷秘。因阳气虚衰，或阴寒内盛，阻滞大肠气机所致</td><td>便难，面白舌淡—冷秘（虚寒或实寒）</td></tr>
<tr><td>大便秘结，排出困难，数日一行，兼口燥咽干，舌红少苔，脉细数者，属阴虚</td><td>无论何证，见舌红少苔脉细数者，皆属阴虚</td></tr>
</table>

续表

<table>
<tr><th colspan="2">原文</th><th>关键词提示</th></tr>
<tr><td>便秘</td><td>大便秘结，难以排出，兼见面色无华，少气乏力，头晕目眩者，为气血亏虚</td><td>面色无华—血虚
少气乏力—气虚</td></tr>
<tr><td rowspan="7">泄泻</td><td colspan="2">注：泄泻病因有四实（寒湿、湿热、伤食、肝郁乘脾）两虚（脾虚、脾肾阳虚）</td></tr>
<tr><td>新病暴泻，泻下清稀如水，肠鸣腹痛或伴恶寒发热，属寒湿泄泻</td><td>暴泻稀水—寒湿</td></tr>
<tr><td>泄泻腹痛，泻而不爽，粪色黄褐，气味臭秽，兼肛门灼热，小便短黄者，属湿热泄泻</td><td>泻而不爽—湿；
肛热尿黄—热</td></tr>
<tr><td>脘闷纳呆，腹痛泄泻，泻下臭秽，泻后痛减，或大便中伴有不消化之物，属伤食</td><td>泻不消化之物—伤食
注：吐不消化食物是食积</td></tr>
<tr><td>腹痛作泻，泻后痛减，每因情志抑郁恼怒或精神紧张时症状加重，属肝郁乘脾</td><td>痛泻，抑郁恼怒加重—肝郁乘脾</td></tr>
<tr><td>纳少腹胀，大便溏泄，脘腹隐痛喜按，面色萎黄，消瘦神疲者，属脾虚</td><td>纳少腹胀便溏—脾三症；
隐痛喜按—虚</td></tr>
<tr><td>黎明前腹痛作泻，泻后则安，腰膝酸冷，形寒肢冷者，称为“五更泄”，属脾肾阳虚</td><td>五更泄—脾肾阳虚特征</td></tr>
</table>

续表

原文		关键词提示
（二）便色异常		
大便黄褐而臭，兼发热、腹痛腹胀、口渴，舌苔黄腻，属大肠湿热		便黄臭，苔黄腻—大肠湿热
大便颜色灰白如陶土，溏结不调者，见于黄疸。乃肝胆疏泄失职，胆汁不能正常排泄，影响脾胃运化所致		便灰白—胆汁不能正常排
大便脓血并见，或伴有黏液，亦称“下利赤白”，多见于痢疾、肠癌		下利赤白，痢疾肠癌
（三）便质异常		
完谷不化	大便泄泻日久，完谷不化，纳差，腹痛喜温喜按，面白神疲，或腰膝酸冷者，属脾肾阳虚	泄泻、纳差、腹痛—脾三症； 喜温喜按—虚寒； 腰膝酸冷—肾阳虚
	暴饮暴食，见大便完谷不化，腹胀腹痛，泻下臭秽者，为伤食	暴饮暴食—伤食
溏结不调	平素大便时干时稀，属肝郁乘脾	大便时干时稀—肝郁乘脾
	大便先结而后溏者，属脾虚。因脾虚运化失职，故便溏；而大肠传导不畅，则便结	结—大肠不畅，溏—脾虚
便血	远血：大多表现为先便后血，便血暗红或紫黑，甚至色黑如柏油样。多由脾虚不能统摄血液，或瘀阻胃络所致	远血在脾胃， 暗红、紫黑—瘀

续表

	原文	关键词提示
便血	近血：大多表现为大便带血，血色鲜红，血液附于粪便表面，或于排便前后点滴而出。多由大肠湿热或大肠风燥，伤及血络所致	近血在大肠； 血鲜红—湿热、风燥伤血络
（四）排便感异常		
肛门灼热	排便时自觉肛门周围有灼热不适之感。多由大肠湿热所致	肛门灼热—大肠湿热
里急后重	指腹痛窘迫，时时欲泻，肛门重坠，便出不爽，常见于痢疾。是湿热内阻，肠道气滞之故	里急：腹痛窘迫时欲泻 后重：肛门重坠便不爽 里急后重—湿热痢疾
排便不爽	腹痛欲便，排便不爽，抑郁易怒者，多属肝郁乘脾，大肠气滞	抑郁易怒—肝郁
	排便不爽，腹痛泄泻，黄褐臭秽，肛门灼热，或伴里急后重者，为大肠湿热，肠道气机受阻	肛门灼热—大肠湿热
	大便不爽，腹胀腹泻，夹有未消化食物，酸臭难闻者，为伤食。是食滞内停，大肠气机不通所致	泻未消化食物—伤食

续表

	原文	关键词提示
滑泻失禁	滑泻不止，腹痛喜温喜按，形瘦纳少，倦怠乏力，为脾阳虚	泻、腹痛、纳少—脾三症；喜温喜按—虚寒（阳虚）
	滑泻失禁，兼见腰膝冷痛，或为五更泄，为肾阳虚	腰膝—肾；冷痛—阳虚
肛门重坠	自觉肛门重坠，甚或脱肛，头晕乏力，面色少华，为脾虚气陷	重坠—气陷；乏力—气虚
	肛门重坠，腹痛窘急，时时欲泻，大便黄褐臭秽，或见脓血便者，属大肠湿热。因湿热蕴结大肠，气机阻滞之故	腹痛窘急时欲泻，肛门重坠（里急后重）—大肠湿热

考题举例

名词解释

里急后重

单选题

1. 大便夹有不消化食物，酸腐臭秽者，多因（　　）
   A. 大肠湿热　B. 肝胃不和　C. 伤食积滞
   D. 脾胃虚弱　E. 肝郁乘脾
2. 下列症状除哪项外，均属排便感异常（　　）
   A. 排便不爽　B. 里急后重　C. 肛门重坠
   D. 完谷不化　E. 滑泻失禁
3. 肝胆疏泄失职，胆汁不能正常排泄，可见（　　）
   A. 大便色黄褐　B. 大便色灰白　C. 大便见脓血
   D. 大便完谷不化　E. 肛门重坠

4. 五更泄见于（　　）

A. 脾气虚　　B. 肾阴虚　　C. 心肾阳虚

D. 脾肾阳虚　　E. 心肾不交

多选题

1. 与排便不爽项有关的是（　　）

A. 大肠湿热　　B. 湿热蕴脾　　C. 肝郁乘脾

D. 中气下陷　　E. 伤食

2. 导致腹泻的原因有（　　）

A. 寒湿　　B. 伤食　　C. 脾虚

D. 湿热　　E. 脾肾阳虚

十、问小便

原文		关键词提示
（一）尿量异常		
尿量增多	小便清长量多，形寒肢冷，属虚寒证	尿量多， 不是虚寒即消渴。 形寒肢冷是虚寒， 三多一少是消渴
	小便量多，伴多饮、多食而身体消瘦，属消渴病。此乃肾阴亏虚，开多阖（hé）少之故	
尿量减少	尿少而见肌肤浮肿者，为水肿病。是肺、脾、肾三脏功能失常，津液输布障碍，水液停聚，泛滥肌肤	尿量少， 水肿热盛津液耗。 肌肤浮肿是水肿， 热汗吐下津液耗
	小便短少，高热汗出，口渴者，属实热证。因热盛津伤，尿液化源不足所致；若汗、吐、下太过，耗伤津液，亦可见小便量少	

续表

<table>
<tr><th colspan="2">原文</th><th>关键词提示</th></tr>
<tr><td colspan="3">（二）尿次异常</td></tr>
<tr><td rowspan="2">小便频数</td><td>老年人或久病患者小便频数，色清量多，夜间明显，多因肾阳虚衰，或肾气不固，膀胱失约所致</td><td rowspan="2">小便频，
肾阳气虚或是淋。
老年久病夜尿虚，
短赤急痛湿热淋</td></tr>
<tr><td>小便频数，短赤，尿急，尿痛者，常见于淋病。多因湿热蕴结下焦，膀胱气化不利所致</td></tr>
<tr><td>癃闭</td><td>癃闭：小便不畅，点滴而出者为“癃”；小便不通，点滴不出者为“闭”。实证多因湿热下注、瘀血内阻、结石阻塞，引致尿路不通，膀胱气化失利；虚证乃由年老气虚，或肾阳不足，膀胱气化功能减退</td><td>点滴而出癃，
点滴不出闭，
湿热瘀石实，
年老气阳虚</td></tr>
<tr><td colspan="3">（三）尿色质异常</td></tr>
<tr><td>小便清长</td><td>小便色清量多，见于寒证。因寒盛、阳虚，不能温化水津，水液下渗膀胱过多所致</td><td rowspan="2">寒清长，
热短黄</td></tr>
<tr><td>小便短黄</td><td>小便色黄而短少，多属热证。因热盛伤津所致，也可见于汗、吐、下太过，损伤津液</td></tr>
<tr><td>尿中带血</td><td>尿血鲜红，小便黄赤，心烦口渴者，多因热伤膀胱血络，或心火亢盛移热小肠</td><td>尿血鲜红热，
日久脾肾伤</td></tr>
</table>

续表

原文		关键词提示
尿中带血	尿血日久，兼面色不华，少气懒言，或见皮肤紫斑者，为脾不统血	
	久病尿血，头晕耳鸣，腰膝酸痛者，为肾气不固	
小便混浊	小便混浊如膏脂，或尿时疼痛，苔黄腻，脉滑数者，为膏淋。是湿热下注膀胱所致	湿热膏淋尿如膏
	小便混浊如米泔，小腹坠胀，面色淡白，神疲乏力，劳则尤甚者，属中气下陷证。因脾虚不能升清，精微下泄所致	中气下陷米泔尿
尿中砂石	尿中夹有砂石，兼见小便短赤疼痛，或有尿血，属石淋。因湿热内蕴膀胱，煎熬尿液，结为砂石，伤及血络所致	尿砂石，是石淋
（四）排尿感异常		
小便涩痛	排尿时自觉尿道灼热疼痛，小便涩滞不畅，常见于淋病。是湿热蕴结、膀胱气化不利所致	小便涩痛湿热淋，阳虚不固沥不尽。老小遗尿肾气虚，虚伤热瘀危失禁
余沥不尽	排尿后仍有小便点滴不尽的症状，多属肾阳虚、肾气不固。常见于老年人或久病体虚者	
遗尿	睡眠中经常不自主排尿的症状，多见于3岁以下小儿或老年人。多因禀赋不足，肾气未充，或肾气亏虚，不能固约膀胱	

续表

原文		关键词提示
小便失禁	患者神志清醒时，小便不能随意控制而自行溢出的症状，多属肾气亏虚，膀胱失约。亦有因尿路损伤，或湿热、瘀血阻滞，以致膀胱失约，气机失常。若患者神昏而见小便失禁者，病属危重	

考题举例

单选题

1. 与肾气不固无关的是（　　）

A. 小便失禁　　B. 小便涩痛　　C. 睡中遗尿

D. 小便频数　　E. 余沥不尽

2. 小便混浊如米泔，应属（　　）

A. 膏淋　　B. 石淋　　C. 中气下陷

D. 瘀血阻滞　　E. 膀胱湿热

3. 小便不畅，点滴而出，属（　　）

A. 癃证　　B. 闭证　　C. 石淋

D. 消渴　　E. 膏淋

多选题

1. 哪项属于排尿感的异常（　　）

A. 小便涩痛　　B. 余沥不尽　　C. 尿量减少

D. 遗尿失禁　　E. 癃闭不通

2. 消渴病表现为（　　）

A. 小便量多　　B. 身体消瘦　　C. 多饮

D. 多食　　E. 肌肤水肿

简答题

询问患者小便时应着重了解哪些方面的异常？

十一、问经带

<table>
<tr><th>原文</th><th>关键词提示</th></tr>
<tr><td colspan="2">（一）经带基本概念</td></tr>
<tr><td>月经先期：连续 2 个月经周期以上出现月经来潮提前 7 天以上</td><td rowspan="3">连续2个周期以上；7 天以上</td></tr>
<tr><td>月经后期：连续 2 个月经周期以上出现月经来潮延后超过 7 天以上</td></tr>
<tr><td>月经先后不定期：连续 2 个月经周期以上，月经时而提前，时而延后达7天以上。亦称经期错乱</td></tr>
<tr><td>崩漏：指非正常行经期间阴道出血的症状。若来势迅猛，出血量多者，谓之崩；势缓而量少，淋漓不断者，谓之漏，合称崩漏</td><td>非经出血是崩漏，崩猛量多反之漏</td></tr>
<tr><td>闭经：女子年逾 18 周岁，月经尚未来潮，或已行经，未受孕、不在哺乳期，而又停经达 3 个月以上的症状</td><td>闭经 18 未来潮，停经 3 月非孕乳</td></tr>
<tr><td>痛经：在行经期间，或行经前后，阵发性出现下腹部疼痛，或痛引腰骶，甚至剧痛难忍，并伴随月经呈周期性发作的症状</td><td>行经期间前后痛</td></tr>
<tr><td>带下：在正常情况下，妇女阴道内有少量无色、无臭的分泌物，谓之带下。若带下明显过多，淋漓不断，或色、质、气味异常，为病理性带下</td><td>带多色质味异常</td></tr>
</table>

续表

<table>
<tr><th colspan="2">原文</th><th>关键词提示</th></tr>
<tr><td colspan="3">（二）问月经</td></tr>
<tr><td rowspan="6">经期异常</td><td>月经先期，经色深红，质稠量多，为血热</td><td rowspan="10">总的规律：
深红热，淡红虚，紫暗有块气血瘀</td></tr>
<tr><td>月经先期，经色淡红，质稀量多，气短乏力，为气虚不摄</td></tr>
<tr><td>月经后期，经色淡红，质稀，唇淡面白，为血虚</td></tr>
<tr><td>月经后期，经色紫暗，夹有血块等，为血瘀</td></tr>
<tr><td>经行无定期，经色紫红，有血块，兼见乳房胀痛，为气郁情志不舒</td></tr>
<tr><td>经行无定期，经色淡红，质稀，腰酸乏力，为脾肾虚衰，气血不足，冲任失调</td></tr>
<tr><td rowspan="3">经量异常</td><td>月经过多，伴月经先期，经色深红，身热或五心烦热，为血热
经色淡红，质稀量多，气短，乏力，为气虚不摄</td></tr>
<tr><td>月经过多，伴月经后期，经色紫暗，有血块，为血瘀</td></tr>
<tr><td>经血不止，经色深红，质稠，其势急骤，多为血热妄行，损伤冲任</td></tr>
</table>

续表

原文		关键词提示
经量异常	经血不止，经色淡红，质稀，其势缓和，多为气虚冲任不固，血失摄纳	
	经行非时而下，时来时止，或时闭时崩，或久漏不止，血色紫暗或夹有血块，多为瘀血阻滞冲任，血不循经	
经色经质异常	经色淡红质稀，多为血少不荣	
	经色深红质稠，乃血热内炽	
	经色紫暗，夹有血块，多属寒凝血瘀	
月经过少	营血不足，或肾气亏虚，精血不足，血海不盈 或寒凝、血瘀、痰湿阻滞，血行不畅	经少诸虚诸实
闭经	经闭，急躁易怒，太息，胸胁小腹胀，多为肝气郁结	易怒太息－肝郁
	经闭，面色暗黑，小腹胀痛拒按，舌紫暗或紫斑，多为血瘀	拒按紫黑瘀
	经闭，体胖面浮，胸闷腹胀，纳少痰多，气短乏力，多为湿盛痰阻	胸闷痰多湿痰阻
	经闭，潮热，盗汗，皮肤干燥，形体消瘦，多为阴虚	潮热盗汗是阴虚

续表

<table>
<tr><th colspan="2">原文</th><th>关键词提示</th></tr>
<tr><td rowspan="4">痛经</td><td>经前或经期小腹胀痛或刺痛拒按，多属气滞血瘀</td><td rowspan="4">胀痛气滞刺痛瘀，灼热冷寒隐痛虚</td></tr>
<tr><td>小腹灼痛拒按，平素带下黄稠臭秽，多属湿热蕴结</td></tr>
<tr><td>小腹冷痛，遇暖则减，多属寒凝或阳虚</td></tr>
<tr><td>月经后期或行经后小腹隐痛、空痛，属气血两虚，或肾精不足，胞脉失养</td></tr>
<tr><td colspan="3">（三）问带下</td></tr>
<tr><td>带下</td><td>一般情况下带下色深，质地黏稠，有臭味，多属实热
质稀或有腥气味者，多属虚寒</td><td>带臭实热腥虚寒</td></tr>
<tr><td>白带</td><td>白带：带下色白量多，质稀如涕，淋漓不绝而无臭味，多因脾肾阳虚，寒湿下注所致；若状如凝乳或豆腐渣，多因湿浊下注所致</td><td rowspan="4">无湿不带，
白寒黄热，
赤白肝热，
湿毒伤络。
绝经赤白带，
可能会是癌</td></tr>
<tr><td>黄带</td><td>黄带：带下色黄，质黏臭秽，多因湿热下注或湿毒蕴结所致</td></tr>
<tr><td rowspan="2">赤白带</td><td>赤白带：白带中混有血液，赤白杂见。多因肝经郁热，或湿毒蕴结、损伤络脉所致</td></tr>
<tr><td>绝经后仍见赤白带淋漓不断，可能由癌瘤引起</td></tr>
</table>

考题举例

填空题

妇女月经量过多，经色深红者，为__________，经色淡红者，为__________。

单选题

带下色白，滑稀如涕，无臭味，多属（　　）

A. 湿毒蕴结　　B. 湿热下注　　C. 肝经郁热

D. 脾虚湿注　　E. 肾精亏虚

第四章 切诊

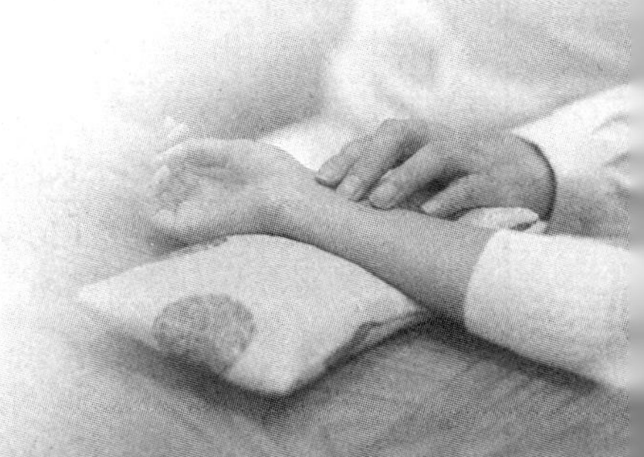

第一节 脉诊

考点分析

脉诊是必考的重点内容，各种题型都有，必须熟记。尤其是各种病脉的脉象及其主病，要尽量记全记完整。在课堂上听讲应该都有印象了，建议先记住关键词，再背诵原文，最后做题巩固。

一、脉诊基本知识

	原文	关键词提示
寸口三部九候	三部：腕后高骨（桡骨茎突）内侧为关，关前（腕侧）为寸，关后（肘侧）为尺。两手各有寸、关、尺三部，共六部脉	高骨为关，前寸后尺
	九候：寸、关、尺三部又可施行浮、中、沉三候	寸关尺，浮中沉
寸口分候脏腑	左寸候心和膻（dàn）中，左关候肝胆，左尺候肾和小腹	左心膻中肝胆肾，右肺胸中脾胃肾
	右寸候肺和胸中，右关候脾胃，右尺候肾和小腹	
指力	举（浮取）：医生的手指较轻地按在寸口脉搏跳动部位以体察脉象	举轻按重寻适中，轻重左右寻特征
	按（沉取）：医生手指用力较重，甚至按到筋骨以体察脉象	

续表

原文		关键词提示
指力	寻（中取）：医生往往是用手指从轻到重，从重到轻，左右推寻；或在寸、关、尺三部仔细寻找脉动最明显的部位，或调节最适当的指力，以寻找脉动最明显的特征，统称“寻法”。如指力适中，不轻不重，按至肌肉而取脉的方法，亦称“寻”	
指法	总按：三指用大小相等的指力同时诊脉的方法	总按三指同时诊，单诊一指诊一部
	单按（单诊）：用一个手指诊察一部脉象的方法	
五十动	医生对患者诊脉的时间一般不应少于 50 次脉搏跳动的时间	50 次脉动
脉象要素	脉位：指脉动显现部位的浅深。脉位表浅为浮脉，脉位深沉为沉脉	脉位：浮、沉
	至数：指脉搏的频率。正常成人一息脉来四五至为平脉，一息五至以上为数脉，一息不足四至为迟脉	至数：迟、数
	脉长：指脉动应指的轴向范围长短。脉动范围超越寸、关、尺三部称为长脉，应指不及三部，但见关部或寸、关部者均称为短脉	脉长：长、短

续表

<table>
<tr><th colspan="2">原文</th><th>关键词提示</th></tr>
<tr><td rowspan="6">脉象要素</td><td>脉宽：指脉动应指的径向范围大小，即指下感觉到脉道的粗细。脉道宽大者为大脉，脉道狭小者为细脉</td><td>脉宽：大、细</td></tr>
<tr><td>脉力：指脉搏的强弱。脉搏应指有力为实脉，应指无力为虚脉</td><td>脉力：虚、实</td></tr>
<tr><td>脉律：指脉动节律的均匀度。其包括两个方面：一是脉动节律是否均匀，有无间歇；二是停歇的至数、时间是否规则</td><td>脉律：结、促、代</td></tr>
<tr><td>流利度：指脉搏来势的流利通畅程度。脉来流利圆滑者为滑脉，来势艰难，不流利者为涩脉</td><td>流利度：滑、涩</td></tr>
<tr><td>紧张度：指脉管的紧急或弛缓程度。脉紧张度高如弦脉、紧脉；脉弛缓者可见于缓脉</td><td>紧张度：弦、紧、缓</td></tr>
<tr><td colspan="2">注：❶ 没见过要求写脉象要素定义的主观题，但有出脉象让你分析的选择题，主要记关键词内容
❷ 脉律，书上没举例，实际指的就是结、促、代脉</td></tr>
<tr><td rowspan="3">正常脉象（平脉）</td><td>有胃：不浮不沉，不疾不徐，从容和缓，节律一致</td><td rowspan="3">从容和缓是有胃，柔和有力是有神，有根尺脉按不绝</td></tr>
<tr><td>有神：柔和有力，节律整齐</td></tr>
<tr><td>有根：尺脉有力，沉取不绝</td></tr>
</table>

续表

原文		关键词提示
脉象的生理变异	春弦、夏洪、秋毛（浮）、冬石（沉）	鲜红猫屎（弦洪毛石）
	六阳脉：六脉同等洪大而无病者	洪大无病为六阳，沉细无病为六阴，斜飞尺斜向手背，反关寸口背侧寻
	六阴脉：六脉同等沉细而无病者	
	斜飞脉：脉不见于寸口，而从尺部斜向手背	
	反关脉：脉出现在寸口的背侧	
脉诊的临床意义	辨别疾病的病位和病性； 分析疾病的病因和病机； 判断疾病的进退和预后	辨位性，析因机，断进预

考题举例

填空题

有根之脉的特征是__________、__________。

判断题

1. 在四时脉象中，春季多见浮脉。（　　）
2. “反关脉”与“斜飞脉”，都是比较少见的病脉。（　　）

名词解释

1. 五十动　2. 寻法

单选题

1. 三指同时用大小相等的指力诊脉的方法称为（　　）
   A. 举法　B. 寻法　C. 按法
   D. 总按　E. 单诊
2. 四季中平脉夏季应为（　　）

A. 微石　　B. 微毛　　C. 微软
D. 微弦　　E. 微洪

3. 四时正常脉象为（　　）
A. 春浮夏数　　B. 秋沉冬迟　　C. 春弦夏洪
D. 秋浮冬沉　　E. 长夏脉洪

4. 右手关脉属脏腑是（　　）
A. 肺　　B. 肝胆　　C. 脾胃
D. 肾　　E. 命门

5.《内经》中所称“毛脉”是指（　　）
A. 浮脉　　B. 滑脉　　C. 细脉
D. 微脉　　E. 虚脉

6. 下列不属病脉的是（　　）
A. 真脏脉　　B. 浮紧脉　　C. 濡缓脉
D. 反关脉　　E. 洪大脉

简答题

简述脉诊的临床意义。

二、病理脉象

	原文	记忆口诀
浮脉类	浮脉：轻取即得，重按稍减而不空，举之有余，按之不足	浮，浮， 举之有余按不足
	散脉：浮散无根，稍按则无，至数不齐	散，散， 浮散无根至数乱
	注：“散”读四声。“至数乱”——至数不齐	
	芤脉：浮大中空，如按葱管	芤是葱， 浮大中空如按葱
	革脉：浮而搏指，中空外坚，如按鼓皮	革，革，鼓皮革， 中空外坚浮指搏

续表

	原文	记忆口诀
沉脉类	沉脉：轻取不应，重按始得，举之不足，按之有余	沉，沉，石沉底，举之不足按有余
	注："石沉底"——沉脉又叫石脉，石头入水沉底	
	伏脉：重按推筋着骨始得，甚则暂伏而不显	伏，伏，重按推筋又着骨
	牢脉：沉而实大弦长，坚牢不移	牢，牢，实大弦长沉坚牢
迟脉类	迟脉：脉来迟慢，一息不足四至，每分钟脉搏在60次以下	迟，迟，不足四至少六十
	缓脉：一息四至，来去缓怠	缓，缓，四至来去皆怠缓
数脉类	数脉：脉来急促，一息五六至	数，数，一息五六急促数
	疾脉：脉来急疾，一息七八至	疾，疾，一息七八脉急疾
虚脉类	虚脉：三部脉举之无力，按之空豁，应指松软。虚脉亦是无力脉象的总称	虚，虚，三部举按都无力
	短脉：首尾俱短，常只显于关部，而在寸、尺两部多不显	短，短，首尾短，关显寸尺多不显
实脉类	实脉：三部脉举按均充实有力，其势来去皆盛，应指愊愊（bì）。实脉亦为有力脉象的总称	实，实，举按有力愊愊指，有力脉象总称实

续表

原文		记忆口诀
实脉类	长脉：首尾端直，超过本位	长，长， 首尾端直本位长
洪脉类	洪脉：脉体宽大而浮，充实有力，来盛去衰，状若波涛汹涌	洪，洪， 浮宽大实波涛涌
	大脉：脉体宽大，但无脉来汹涌之势。大脉的特点是寸口三部皆脉大而和缓、从容	大，大， 不汹涌，脉宽大。 和缓从容不害怕
	注："不害怕"，大脉不是危重脉，健康人也有	
细脉类	细脉：脉细如线，但应指明显	细如线，应指显， 虚证湿证都可见
	濡脉：浮细无力而软	濡浮细，软无力， 虚证湿证不难记
	弱脉：沉细无力而软	弱沉细，软无力， 濡浮弱沉要注意
	注："濡浮弱沉要注意"提醒濡脉与弱脉的区别	
	微脉：极细极软，按之欲绝，若有若无	微极软，又极细， 若有若无欲绝气
滑脉类	滑脉：往来流利，应指圆滑，如盘走珠	滑，滑， 如盘走珠流利滑
	动脉：脉形如豆，滑数有力，厥厥动摇，关部尤显	动，豆， 滑数有力关显露
	注："关显露"的露，应读成"漏"，押韵好记	

续表

<table>
<tr><th colspan="2">原文</th><th>记忆口诀</th></tr>
<tr><td rowspan="2">涩脉</td><td>涩脉：形细而行迟，往来艰涩不畅，脉势不匀</td><td>涩，涩，细迟涩，
往来不畅轻刀过</td></tr>
<tr><td colspan="2">注：“轻刀过”，是“轻刀刮竹”的意思</td></tr>
<tr><td rowspan="2">弦脉类</td><td>弦脉：端直以长，如按琴弦</td><td>弦，弦，
端直以长按琴弦</td></tr>
<tr><td>紧脉：脉来绷急弹指，状如牵绳转索</td><td>紧，紧，
牵绳转索绷急紧</td></tr>
<tr><td rowspan="2">结脉类</td><td>结脉：脉来缓慢，时有中止，止无定数
促脉：脉来数而时有一止，止无定数
代脉：脉来一止，止有定数，良久方还</td><td>结促代，一止脉，
结缓促数有定代</td></tr>
<tr><td colspan="2">注：❶ 考试常有结促代对比的简答题，记口诀后还要记原文。❷“有定代”，隐含结、促都是无定数</td></tr>
<tr><td colspan="3">记忆法提示：
❶ 脉象用“儿歌记忆法”。儿歌节奏感强，押韵上口，比其他歌诀好记。拉着长声读或用熟悉的歌谱来唱，记忆效果更好
❷ 儿歌都用普通话的读音。先反复念几遍儿歌，再试着背诵
❸ 有时记住上句忘下句，可以把上句的最后一个字与下句的第一个字，形成联想。如紧脉儿歌的“紧”和“牵”连成“紧紧牵”，想象和朋友紧紧牵手，再过渡到“牵绳转索”。若又想不起“绷急紧”，再把“索”和“绷”联想成“锁崩”(开锁，崩的一声)。其他的，自己编吧。这种方法也可以用来直接记原文</td></tr>
</table>

考题举例

填空题

滑脉的特征是＿＿＿＿＿＿，应指圆滑，＿＿＿＿＿＿。

沉脉的特征是轻取＿＿＿＿，重按＿＿＿＿，举之＿＿＿＿，按之＿＿＿＿。

单选题

1. 沉按实大弦长的脉象是（　　）

A. 伏脉　　B. 紧脉　　C. 长脉

D. 牢脉　　E. 革脉

2. 结、代、促三脉，脉象的共同特点是（　　）

A. 脉来时一止　　B. 止无定数　　C. 止有定数

D. 脉来急促　　E. 脉来缓慢

3. 结脉与促脉的区别在于（　　）

A. 脉位　　B. 流利度　　C. 脉律

D. 脉力　　E. 脉宽

4. 濡脉与弱脉的区别在于（　　）

A. 脉位　　B. 脉长　　C. 脉力

D. 脉律　　E. 紧张度

5. 洪脉的特征是（　　）

A. 浮大无根　　B. 浮大中空　　C. 脉体宽大

D. 弦急中空　　E. 浮大有力，来盛去衰

6. 浮大中空，如按葱管的脉象是（　　）

A. 散脉　　B. 牢脉　　C. 革脉

D. 芤脉　　E. 浮脉

多选题

1. 必须重按才能感觉的脉有（　　）

A. 沉脉　　B. 浮脉　　C. 伏脉

D. 牢脉　　E. 弱脉

2. 具有浮脉特征的是（　　）

A. 濡脉　　B. 散脉　　C. 芤脉

D. 弱脉　　　　　　E. 洪脉

3. 下列何脉是细软并见（　　）

A. 濡脉　　　　　　B. 弱脉　　　　　　C. 微脉

D. 虚脉　　　　　　E. 芤脉

简答题

1. 细、微、濡、弱四脉的脉象有何异同？
2. 简述弦脉、紧脉的脉象异同点。
3. 比较芤脉、革脉的脉象异同。

三、病脉临床意义

原文	谐音记忆口诀
浮脉：一般见于表证、亦见于虚阳浮越证	口诀：浮标夕阳浮月 （浮表虚阳浮越） 联想：湖上的浮标到夕阳西下时浮在月光里
散脉：多见于元气离散，脏腑精气衰败，尤其是心、肾之气将绝的危重病证	口诀：散危重，元气精气心肾气 联想：散脉主危重病。元气散，精气败，心肾气将绝
芤脉：常见于失血、伤阴等病证	口诀：抠失血上瘾 （芤失血伤阴） 联想：抠（芤）鼻子出血（失血），这事还上瘾了，没事就想抠
革脉：多见于亡血、失精、半产、漏下等病证	口诀：哥望雪，半铲使劲扔楼下 （革亡血，半产失精　漏下） 联想：我哥望见阳台上有雪，铲了半铲雪，使劲扔到楼下

续表

原文	谐音记忆口诀
沉脉：主里证。有力为里实，无力为里虚	口诀：城里有需食 （沉里有虚实） 联想：城（沉）里有需要的食物
伏脉：主里证。常见于邪闭、厥证、痛极	口诀：伏里绝症统计写臂 （伏里厥证痛极邪闭） 联想：埋伏在医院里，把绝症统计数据写在手臂上
牢脉：多见于阴寒内盛，疝气癥积等病证	口诀：牢阴寒内盛疝气蒸鸡 （牢阴寒内盛，疝气癥积） 联想：监牢里阴寒内盛，得了疝气，想吃蒸鸡
迟脉：多见于寒证，亦可见于邪热结聚之里实热证	口诀：吃寒写热剧 （迟寒邪热聚） 联想：吃寒的，写热播的电视剧
缓脉：多见于湿病，脾胃虚弱，亦可见于正常人	口诀：换士兵，脾胃虚 （缓湿病，脾胃虚） 联想：换（缓）士兵，这个士兵脾胃虚，不适合这个岗位
数脉：多见于热证，亦可见于里虚证	口诀：数热亦里虚
疾脉：多见于阳极阴竭，元气欲脱之病证	口诀：鸡羊基因接，元气欲脱 （疾阳极阴竭，元气欲脱） 联想：鸡和羊的基因接到一起，结果鸡、羊的元气都要脱了
虚脉：见于虚证，多为气血两虚	口诀：虚多气血虚

续表

原文	谐音记忆口诀
短脉：多见于气虚或气郁等证	口诀：断气婿奇遇 （短气虚气郁）
实脉：见于实证，亦见于常人	口诀：实实亦常人
长脉：常见于阳证、热证、实证，亦可见于平人	口诀：尝瓶热羊屎 （长平热阳实）
洪脉：多见于阳明气分热盛，亦主邪盛正衰	口诀：洪扬名，气氛热省，邪生筝摔 （洪阳明　气分热盛，邪盛正衰） 联想：洪七公扬名，气氛热遍全省，黄老邪生气，把古筝都摔了
大脉：多见于健康人，或为病进	口诀：大病进，健康人
细脉：多见于虚证或湿证	口诀：细虚湿
濡脉：多见于虚证或湿证	口诀：濡，水，需 联想：濡字左边是三点水，可以想到“湿”，右边是需，与“虚”同音
弱脉：多见于阳气虚衰、气血两虚证	口诀：弱不是阴 联想：弱脉肯定是主虚证，虚证分阴阳气血，不是阴，那就是阳、气、血这三样
微脉：多见于气血大虚，阳气衰微	口诀：微更弱，气血大虚阳微弱 联想：微脉主病与弱相同而更严重

续表

原文	谐音记忆口诀
滑脉：多见于痰湿、食积和实热等病证	口诀：花坛师十鸡实热 （滑痰湿食积实热） 联想：花坛师傅追十只鸡，实在热
动脉：常见于惊恐、疼痛	口诀：动：云，力 联想：动字左边是云，联想到原子弹爆炸时的蘑菇云，谁看到都会惊恐，右边有力量，打谁都疼痛
涩脉：多见于气滞、血瘀、痰食内停和精伤、血少	口诀：射七只血鱼，贪食奶停，精伤血少 （涩气滞血瘀，痰湿内停，精伤血少） 联想：我射杀七只血淋淋的鱼，贪食这些鱼把平时常喝的奶都停了，导致精伤、血少。真不合算
弦脉：多见于肝胆病、疼痛、痰饮等，或胃气衰败	口诀：弦－弹－疼－胃－肝胆 （弦－痰－疼－胃－肝胆） 联想：弦是弹（痰）的，一弹就（肚子）疼，（按肚子正中）胃气衰，（再按肚子两侧）肝胆病
紧脉：多见于实寒证、疼痛、食积等	口诀：紧－十鸡－十喊痛 （紧－食积－实寒痛） 联想：捆鸡捆得紧，十个鸡十个喊痛
结脉：多见于阴盛气结、寒痰血瘀，亦可见于气血虚衰等证	口诀：皆因生气姐气血虚衰，含糖鳕鱼 （结阴盛气结气血虚衰，寒痰血瘀） 联想：皆因生气姐（假想人名）气血虚衰，用含糖鳕鱼去哄

续表

原文	谐音记忆口诀
代脉：见于脏气衰微、疼痛、惊恐、跌仆损伤	口诀：带藏妻摔危，跌仆损伤，惊恐，疼痛 （代脏气衰微，跌仆损伤，惊恐，疼痛） 联想：我带着藏族妻子登山，摔在危险的地方，受了伤（跌仆损伤），我们很疼痛，也很惊恐
促脉：多见于阳盛实热、气血痰食停滞，脏气衰败	口诀：醋养生是热，气血痰食停滞，脏气衰败 （促阳盛实热，气血痰食停滞，脏气衰败） 联想："大师"说醋能养生是热的，我信了，结果吃得气血痰食都停滞，最后脏气衰败

考题举例

填空题

细脉主________或 ______。

判断题

1. 洪脉的主病是阳明气分热盛和______________。
2. 滑脉的主病是实热，________，________等。

单选题

1. 气血本虚，又为湿邪所困的患者，多见（　　）

A. 迟脉　　B. 弱脉　　C. 濡脉

D. 微脉　　E. 紧脉

2. 迟脉除寒证外还可见于（　　）

A. 湿热内蕴　　B. 邪热结聚　　C. 真寒假热

D. 真热假寒　　E. 虚阳浮越

3. 临床上不属于革脉主病的是（　　）

A. 亡血　　B. 湿阻　　C. 失精

D. 半产　　E. 漏下

多选题

1. 主湿病的脉象有（　　）

A. 芤脉　　B. 细脉　　C. 缓脉

D. 濡脉　　E. 微脉

2. 革脉主病有（　　）

A. 亡血　　B. 亡阳　　C. 失精

D. 漏下　　E. 半产

简答题

1. 简述数脉主病。

2. 分述细脉、弦脉的脉象与主病。

四、相兼脉（复合脉）、真脏脉

原文		记忆提示（各脉主病）
相兼脉	凡两种或两种以上的单因素脉相兼出现，复合构成的脉象	两种以上脉象相兼出现
浮紧脉	多见于外感寒邪之表寒证，或风寒痹证疼痛	浮－表，紧－寒
浮缓脉	多见于风邪伤卫，营卫不和的太阳中风证	浮缓－太阳中风
	注：浮缓脉是太阳中风证的特征脉象	

续表

原文		记忆提示（各脉主病）
浮数脉	多见于风热袭表的表热证	浮—表，数—热
浮滑脉	多见于表证夹痰，常见于素体多痰湿而又感受外邪者	浮—表，滑—痰
沉迟脉	多见于里寒证	沉—里，迟—寒
沉弦脉	多见于肝郁气滞，或水饮内停	沉—里，弦—肝、饮
沉涩脉	多见于血瘀，尤常见于阳虚而寒凝血瘀者	沉—里，涩—瘀
沉缓脉	多见于脾虚，水湿停留	沉—里，缓—湿、脾虚
沉细数脉	多见于阴虚内热或血虚	沉—里，细—血虚，数—热
弦数脉	多见于肝郁化火或肝胆湿热，肝阳上亢	弦—肝胆，数—热
弦紧脉	多见于寒证、痛证，常见于寒滞肝脉，或肝郁气滞等所致疼痛等	弦—肝，紧—寒、痛
弦细脉	多见于肝肾阴虚或血虚肝郁，或肝郁脾虚等证	弦—肝，细—血虚
弦滑数脉	多见于肝火夹痰、肝胆湿热或肝阳上扰、痰火内蕴等病证	弦—肝，滑—痰湿，数—热
滑数脉	多见于痰热、湿热或食积内热	滑—痰、食，数—热

续表

	原文	记忆提示（各脉主病）
洪数脉	多见于阳明经证、气分热盛，亦可见于外感热病	洪—阳明气分热盛，数—热
注：相兼脉主病一般都可以从单脉主病推出		
真脏脉	又称怪脉、绝脉、死脉、败脉。特点：无胃、无神、无根	七怪脉，绝死败
七怪脉	鱼翔脉、虾游脉、弹石脉、釜沸脉、雀啄脉、解索脉、屋漏脉	鱼虾石釜雀索屋
	注：七怪脉可联想“鱼和虾都放到石头锅（釜）里，雀用绳索吊在屋里”	

考题举例

名词解释

相兼脉

单选题

1. 滑数脉多见于（　　）

A. 痰热内蕴证　B. 肝阳上亢证　C. 肝气郁结证

D. 阴虚内热证　E. 脾虚有湿证

2. 表证夹痰之脉象是（　　）

A. 浮紧　B. 浮数　C. 浮滑

D. 洪数　E. 浮缓

3. 血虚肝郁的脉象是（　　）

A. 细数　B. 沉细　C. 弦细

D. 沉弦　E. 弦滑

4. 弦数脉多见于（　　）

A. 肝郁化火　　B. 肝肾阴虚　　C. 寒滞肝脉

D. 肝郁气滞　　E. 肝郁脾虚

5. 下列不属相兼脉的是（　　）

A. 浮紧脉　　B. 浮数脉　　C. 六阳脉

D. 沉涩脉　　E. 洪数脉

6. 下列哪项不属病脉（　　）

A. 脉来和缓　　B. 脉来弦细　　C. 脉来沉紧

D. 脉来浮涩　　E. 脉来浮缓

五、妇人脉、小儿脉

原文		关键词提示
月经将至	左关、尺脉忽洪大于右手，口不苦，身不热，腹不胀	关尺左突洪，无症来月经
月经不利	寸、关脉调和而尺脉弱或细涩	尺弱涩细，月经不利
妊娠之征	两尺脉搏动强于寸脉或左寸脉滑数动甚 已婚妇女突然停经，脉来滑数冲和，兼饮食偏嗜	尺强于寸，左寸滑甚 停经滑数，偏嗜怀孕
小儿常脉	2～3岁：脉动6～7次为常脉，每分钟脉跳100～120次	两三岁，六七次
	5～10岁：脉动6次为常脉，约每分钟脉跳100次左右	五到十，息六次

第二节 按诊

考点分析

按诊内容不少但出题不多，所以只选了部分可能考的内容。

<table>
<tr><th colspan="3">原文</th><th>关键词提示</th></tr>
<tr><td>触法</td><td colspan="2">轻诊皮肤</td><td>触—皮</td></tr>
<tr><td>摸法</td><td colspan="2">稍用力达于肌层</td><td>摸—肌</td></tr>
<tr><td>按法</td><td colspan="2">重指力诊筋骨或腹腔深部</td><td>按—筋骨腹深</td></tr>
<tr><td rowspan="3">叩法</td><td>直接叩击法</td><td>指掌直接叩击拍打受检部位</td><td>直接叩拍</td></tr>
<tr><td rowspan="2">间接叩击法</td><td>拳掌叩击法：左掌平贴受检部位，右手握空拳叩击左手背</td><td>空拳叩掌背</td></tr>
<tr><td>指指叩击法：左手中指第二指节紧贴受检部位，右手中指端叩击左手中指第二指节前端，叩击后右手中指立即抬起</td><td>中指叩中指</td></tr>
<tr><td rowspan="2">按胁部</td><td colspan="2">胁痛喜按，胁下空虚无力为肝虚</td><td>喜按是虚</td></tr>
<tr><td colspan="2">胁下肿块，刺痛拒按，为血瘀</td><td>刺痛是瘀</td></tr>
</table>

续表

原文		关键词提示
按胁部	右胁下肿块，质地坚硬，按之表面凹凸不平，边缘不规则，常有压痛，应考虑肝癌	不平压痛是肝癌
	疟疾后左胁下可触及痞块，按之硬者为疟母	疟疾后痞块—疟母
按肌肤	初按热甚，久按不热者，是热在表；若久按愈热甚者，为热在里	久按—不热在表，热甚在里
	初扪之不觉很热，但扪之稍久即觉灼手，称为身热不扬，为湿热内蕴	初不热，久灼手—身热不扬
按肿胀	按之凹陷，不能即起者为水肿；按之凹陷，举手即起者为气肿	不起水肿，即起气肿
按手足	手足背热甚者，多为外感发热；手足心热甚者，多为内伤发热	手背热外感，手心热内伤

考题举例

填空题

身热初按热甚，久按热反转轻者，为________；久按其热反甚者，为________。

单选题

1. 按诊力达肌层者为（　　）

A. 按法　　B. 摸法　　C. 触法

D. 压法　　E. 叩法

2. 下列哪项不属按诊手法（　　）

A. 触法　　B. 摸法　　C. 按法

D. 叩法　　E. 捏法

3. 右肋下扪及肿块，硬而凹凸不平，边缘不规则，常有压痛，提示（　　）

A. 气滞　　B. 瘀血　　C. 肝癌

D. 肝痈　　E. 疟母

第五章 八纲辨证

一、八纲基本概念

考点分析

1. 八纲是必考的重点内容，主观题、客观题都有，尤其表里、寒热、虚实的鉴别，最好全文记熟。

2. 在病性辨证、病位辨证里还会多次用到八纲知识，现在下点功夫，以后就轻松多了。

原文		关键词提示
八纲	是指表、里、寒、热、虚、实、阴、阳八个纲领	注：名词解释答案
八纲辨证	是指运用八纲对四诊所收集的各种病情资料，进行分析、归纳，从而辨别疾病现阶段病变部位浅深、疾病性质寒热、邪正斗争盛衰和病证类别阴阳的方法	辨别，病位、病性、邪正、类别，方法 注：简答题答案
八纲辨证的性质	八纲辨证是用于分析疾病共性的一种辨证方法，是其他辨证方法的基础，在诊断过程中能起到执简驭繁、提纲挈领的作用	共性，基础
八纲提出人	近人祝味菊在《伤寒质难》中正式提出“八纲”的名称	祝味菊

原文		关键词提示
表里	是辨别病变部位外内、浅深的两个纲领	表里—病位
寒热	是辨别疾病性质的两个纲领	寒热—病性
虚实	是辨别邪正盛衰的两个纲领	虚实—邪正
阴阳	是归纳病证类别的两个纲领。阴、阳两纲可以统领其他六纲而成为八纲中的总纲	阴阳—类别，总纲

考题举例

名词解释

八纲辨证

单选题

1. 正式提出“八纲”名称的医家是（　　）

A. 张仲景　　B. 张景岳　　C. 程钟龄
D. 祝味菊　　E. 张从正

2. 辨别病变部位的是（　　）

A. 表里辨证　　B. 寒热辨证　　C. 虚实辨证
D. 阴阳辨证　　E. 气血辨证

多选题

属阳证的是（　　）

A. 里证　　B. 热证　　C. 实证
D. 虚证　　E. 表证

二、表证、半表半里证与里证的鉴别要点

<table>
<tr><th colspan="4">原文</th><th>记忆法提示</th></tr>
<tr><td>鉴别要点</td><td>表证</td><td>半表
半里证</td><td>里证</td><td rowspan="5">先记鉴别要点关键词：“寒热脏腑舌脉”，再按关键词顺序背述原文</td></tr>
<tr><td>寒热</td><td>恶寒发热</td><td>寒热往来</td><td>但热不寒或
但寒不热</td></tr>
<tr><td>脏腑症状</td><td>不明显</td><td>胸胁
苦满等</td><td>明显</td></tr>
<tr><td>舌象</td><td>变化
不明显</td><td>变化
不明显</td><td>多有变化</td></tr>
<tr><td>脉象</td><td>浮脉</td><td>弦脉</td><td>沉脉或其他
脉象</td></tr>
<tr><td colspan="5">半表半里证病位处于表里进退变化之中，以寒热往来等为主要表现。即六经辨证中的少阳病证</td></tr>
</table>

考题举例

填空题

半表半里证是指病位处于__________之中，以____________等为主要表现的证候。

单选题

但热不寒见于（　　）

A. 表热证　　B. 表寒证　　C. 里寒证

D. 里热证　　E. 半表半里证

多选题

1. 表证的特点是（　　）

A. 感受外邪所致　　B. 起病较急　　C. 必然形成里证

D. 病程较短　　E. 恶寒发热并见

2. 表证的诊断依据主要是（　　）

A. 恶寒发热　　B. 头身疼痛　　C. 脉浮

D. 舌红苔白　　E. 汗出

简答题

试述表证和里证的鉴别要点。

三、寒证与热证的鉴别要点

鉴别要点	寒证	热证
寒热喜恶	恶寒喜温	恶热喜凉
四肢	冷	热
口渴	不渴	渴喜冷饮
面色	白	红
大便	稀溏	干结
小便	清长	短黄
舌象	舌淡苔白润	舌红苔黄燥
脉象	迟或紧	数

记忆法提示：❶ 先看两遍原文

❷ 记鉴别要点关键字："喜肢渴面，大小舌脉"

❸ 按关键字顺序背诵原文。如"喜"，就背诵"寒证恶寒喜温，热证恶热喜凉"；见"肢"，就背诵"寒证四肢冷，热证四肢热"等。想不起来看看原文。务求熟记

四、寒热真假的鉴别

原文	关键词提示
了解疾病发展的全过程，一般情况下“假象”容易出现在疾病的后期及危重期	假象易现后期、危重期
辨证时应以表现于内部、中心的症状作为判断的主要依据，外部、四肢的症状可能为“假象”	外部、四肢症状可能为假象
“假象”和真象存在不同，如“假热”之面赤，是面色晄白而仅在颧颊上浅红娇嫩，时隐时现，而里热炽盛的面赤却是满面通红；“假寒”常表现为四肢厥冷伴随胸腹部灼热，揭衣蹬被，而阴寒内盛者则往往身体蜷卧，欲加衣被	假象和真象不同；假热面赤仅颧红，时隐时现；假寒肢厥伴胸腹热，揭衣蹬被

考题举例

单选题

1. 患者面赤身热，口渴饮冷，烦躁不宁，尿黄便干，舌红苔黄，脉数有力。宜诊为（　　）

A. 表热证　　B. 里实热证　　C. 里虚热证

D. 戴阳证　　E. 真寒假热

2. 哪种说法不属真热假寒证（　　）

A. 热深厥亦深　　B. 热极似寒　　C. 阳盛格阴

D. 热极肢厥　　E. 热证转寒

简答题

1. 试述寒证与热证的鉴别要点。

2. 如何鉴别寒热真假。

五、虚证与实证的鉴别要点

鉴别要点	虚证	实证
病程	较长（久病）	较短（新病）
体质	多虚弱	多壮实
精神	多萎靡	多亢奋
声息	声低气微	声高气粗
疼痛	喜按	拒按
胸腹胀满	按之不满，胀满时减	按之疼痛，胀满不减
发热	多为潮热、微热	多为高热
恶寒	畏寒，添衣近火得温可减	恶寒，添衣近火得温不减
舌象	舌质嫩，苔少或无	舌质老，苔厚
脉象	无力	有力

记忆法提示：

❶ 先看两遍原文

❷ 记鉴别要点关键字："虚实程，体精声，疼胀热，寒舌脉"

❸ 按关键字顺序背诵原文。如"程"，就背诵"虚证病程长，实证病程短"，若背不出看看原文。其他类推，务求熟记

❹ 虚实症状在四诊里都提到过，这里加以总结，等于又复习一遍四诊的虚实内容

六、虚实真假的鉴别

原文	关键词提示
舌质的胖嫩与苍老，舌苔的厚腻与否	望舌（老嫩、苔厚薄）
言语发声的响亮与低怯	闻声（响亮、低怯）
患者体质的强弱，发病的原因，病证的新久以及治疗过程	问诊（体质、病因、新久、过程）
脉象有力无力、有神无神、浮候如何、沉候如何，尤以沉取之象为真谛	切脉（沉取）
此外，还要注意在证候中的可疑症状与“独处藏奸”的症状	独处藏奸

考题举例

判断题

虚实辨证，是分析辨别邪正盛衰的两个纲领。（　　）

单选题

1. 里虚寒证出现畏寒肢冷的病机是（　　）

A. 寒邪束表　　B. 卫气失宣　　C. 阳虚失于温煦

D. 阴寒内盛　　E. 以上都不是

2. “大实有羸状”是说（　　）

A. 真寒假热　　B. 真热假寒　　C. 真虚假实

D. 真实假虚　　E. 以上都不是

多选题

1. 哪项是实证的主要病因病机（　　）

A. 疫疠虫毒侵袭　　B. 正虚不能驱邪　　C. 六淫之邪外侵
D. 气机阻滞障碍　　E. 病理产物停积

2. 辨别虚实真假的要点有（　　）
A. 脉象有力与无力　B. 语言高亢与低怯
C. 呼吸粗壮与微弱　D. 病人体质之强弱
E. 舌质嫩胖与苍老

3. 表实寒证的主要临床表现有（　　）
A. 发热恶寒　　B. 头身疼痛　　C. 自汗
D. 舌苔薄白　　E. 脉浮紧

简答题

试述虚证与实证的鉴别要点。

七、阴阳辨证

原文	关键词提示
表证、热证、实证，属阳	表热实属阳
里证、寒证、虚证，属阴	里寒虚属阴

考题举例

多选题

应归属阳证的是（　　）
A. 虚证　　B. 实证　　C. 表证
D. 里证　　E. 热证

第六章 病性辨证

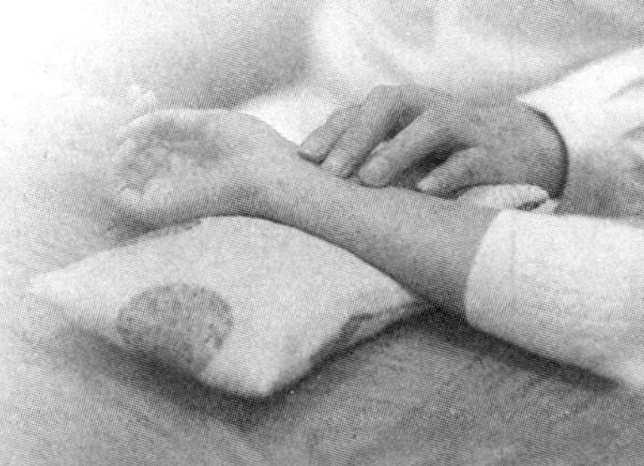

第一节　六淫辨证

考点分析

六淫证出题极少，不是复习重点。主要关注风淫证、暑淫证。

<table>
<tr><th colspan="2">原文</th><th>关键词提示</th></tr>
<tr><td rowspan="7">风淫证</td><td>袭表：恶风，微发热，汗出，苔薄白，脉浮缓</td><td rowspan="6">恶风汗出脉浮缓，
（太阳中风）
皮痒瘾疹起风团。
肤麻口斜僵痉搐，
游走作痛筋骨关。
鼻塞清涕咽痒咳，
浮肿肢体或面睑</td></tr>
<tr><td>侵袭肤表肌腠：或突起风团，皮肤瘙痒，瘾疹</td></tr>
<tr><td>侵袭经络：轻则突发肌肤麻木，口眼㖞斜；重则肌肉僵直、痉挛、抽搐</td></tr>
<tr><td>侵袭筋骨关节：或肢体关节游走作痛</td></tr>
<tr><td>袭肺：或有鼻塞、流清涕、喷嚏，或伴咽喉痒痛、咳嗽</td></tr>
<tr><td>侵袭肺卫水道失职：或新起面睑、肢体浮肿等</td></tr>
<tr><td colspan="2">注：❶ 风淫表现多样，但症状都表现在表（皮毛肌肤、肢体、上呼吸道），无深层内脏症状。教科书上提到6处症状，记忆时可想着自己身体部位（表、皮、经、筋、肺、水），一一回想原文
❷ 歌诀也可帮助记忆
❸ “恶风汗出脉浮缓”与六经辨证中太阳中风证的口诀相同，可互参</td></tr>
</table>

续表

<table>
<tr><th colspan="2">原文</th><th>关键词提示</th></tr>
<tr><td rowspan="4">寒淫证</td><td>表寒证：恶寒重，或伴发热，无汗，头身疼痛，鼻塞，流清涕，脉浮紧</td><td rowspan="2">恶寒无汗脉浮紧（太阳伤寒）
肢冷痛迟白热饮（里寒证）</td></tr>
<tr><td>里寒证：或见咳嗽，哮喘，咯稀白痰（寒在肺）；或为脘腹疼痛、肠鸣腹泻、呕吐（寒在胃肠）
共同特征：或为四肢厥冷，局部拘急冷痛；口不渴或渴喜热饮，小便清长，面色苍白，舌苔白，脉弦紧或沉迟有力</td></tr>
<tr><td colspan="2">附八纲寒证症状：恶寒喜温，四肢冷，口不渴，面白，大便稀溏，小便清长，舌淡苔白润，脉迟或紧</td></tr>
<tr><td colspan="2">注：记寒淫证其实不用费劲
❶ 表寒证与六经辨证中太阳伤寒症状极似，可互参
❷ 里寒证虽举肺和胃肠为例，实际不考，只需记里寒的共同特征（畏寒肢冷、脉迟、面舌色白、不渴或喜热饮等），与八纲辨证的寒证症状相同，记住八纲的寒证也就记住了寒淫证的里寒证了
❸ 口诀只是参考，可用可不用</td></tr>
<tr><td>暑淫证</td><td>暑热：发热恶热，心烦汗出，口渴喜饮，气短神疲，肢体困倦，小便短黄，舌红，苔白或黄，脉虚数</td><td>暑季病热汗昏分
注：暑淫只在暑季（长夏）发病，都有发热。主要区别：暑湿无汗，中暑汗出昏倒，暑热不昏汗出</td></tr>
</table>

续表

<table>
<tr><th colspan="2">原文</th><th>关键词提示</th></tr>
<tr><td rowspan="2">暑淫证</td><td>暑湿：或发热，胸闷脘痞，腹痛，呕恶，无汗，苔黄腻，脉濡数</td><td rowspan="2"></td></tr>
<tr><td>中暑：或发热，猝然昏倒，汗出不止，气急；甚至昏迷、抽搐，舌绛干燥，脉细数等</td></tr>
<tr><td rowspan="2">湿淫证</td><td>头重如裹，肢体困重，倦怠嗜睡，或伴恶寒发热，或肢体关节、肌肉酸痛，或为局部渗漏湿液，或皮肤湿疹、瘙痒；胸闷脘痞，口腻不渴，纳呆恶心，腹胀腹痛，大便稀溏，小便混浊；妇女可见带下量多；面色晦垢，舌苔滑腻，脉濡、缓或细</td><td>湿困重浊酸，
闷腻脉濡缓</td></tr>
<tr><td colspan="2">注：❶ 湿淫证候甚多，一般不考，即使考一两道题也不会让你写症状，多是出症状让你选，没必要全记原文
❷ 记住中基里学的湿邪性质（重浊、黏滞、趋下），再结合四诊中的内容，就可答对湿证题</td></tr>
<tr><td>燥淫证</td><td>口唇、鼻腔、咽喉干燥，皮肤干燥甚至皲裂、脱屑，口渴欲饮，舌苔干燥，大便干燥，小便短黄，或见干咳少痰，痰黏难咯等</td><td>注：❶ 燥淫最好记，全身都是干燥症状
❷ 温燥兼见风热表证
❸ 凉燥兼见风寒表证</td></tr>
</table>

续表

原文		关键词提示
燥淫证	属于温燥者常兼见发热微恶风寒，有汗，咽喉疼痛，舌边尖红，脉浮数	
	属于凉燥者常兼有恶寒发热，无汗，头痛，脉浮紧	
火淫证	表热：发热微恶寒，头痛，咽喉疼痛，鼻塞流浊涕，舌边尖红，苔薄黄，脉浮数	注：❶ 火为热之极，火淫就是严重的热证 ❷ 表热症状与温燥中的风热表证基本相同 ❸ 里热症状包括了八纲热证症状（对比二证红字部分），多了出血、疮疡等。一般不考
	里热：壮热喜冷，面红目赤，渴喜冷饮，汗多，烦躁或神昏谵语，吐血，衄血，痈肿疮疡，小便短赤，大便秘结，舌质红或绛，苔黄而干或灰黑干燥，脉洪滑数	
	附八纲热证表现：恶热喜凉，四肢热，渴喜冷饮，面红，大便干结，小便短黄，舌红苔黄燥，脉数	

第二节　阴阳虚损辨证

考点分析

1. 阳虚、阴虚在关键词的基础上最好多记点原文，复习脏腑辨证时会更轻松。

2. 亡阳亡阴是必考内容，有可能出简答题，最好能记全文。如果你只答关键词（特征性症状），那后面一定要加“等症”二字。

<table>
<tr><th colspan="2">原文</th><th>关键词提示</th></tr>
<tr><td rowspan="2">阳虚证</td><td>畏寒，肢冷，口淡不渴，或喜热饮，或自汗，小便清长或尿少浮肿，大便稀溏，面色㿠白，舌淡胖嫩，苔白滑，脉沉迟无力。可兼有神疲、乏力、气短等气虚表现</td><td>畏寒肢冷，脉迟无力
注：阳虚症状与八纲的寒证基本相同</td></tr>
<tr><td colspan="2">附八纲寒证症状：恶寒喜温，四肢冷，口不渴，面白，大便稀溏，小便清长，舌淡苔白润，脉迟或紧</td></tr>
<tr><td rowspan="2">阴虚证</td><td>形体消瘦，口燥咽干，两颧潮红，五心烦热，潮热盗汗，小便短黄，大便干结，舌红少津，少苔，脉细数等</td><td>五心烦热脉细数</td></tr>
<tr><td colspan="2">注：单见消瘦、口干、颧红、潮热、尿黄、便干、舌红少苔等，都有可能是其他原因所致，只有“五心烦热、脉细数”是阴虚特征性症状</td></tr>
<tr><td>亡阳证</td><td>冷汗淋漓，汗液稀淡，面色苍白，手足厥冷，肌肤不温，神情淡漠，呼吸气弱，舌质淡润，脉微欲绝</td><td>冷汗淋漓、四肢厥冷、脉微欲绝</td></tr>
</table>

续表

	原文	关键词提示
亡阴证	汗热而黏，如珠如油，身热肢温，虚烦躁扰，呼吸气急，口渴饮冷，小便极少，皮肤皱瘪，目眶凹陷，面赤颧红，唇舌干焦，脉细数疾，按之无力	汗热如油，身热肢温，脉细数疾无力

考题举例

判断题

亡阳证的汗出大多黏而味咸。（　　）

单选题

身热恶热，口渴饮冷，汗出如油，面赤颧红，脉细而疾。是（　　）

A. 阳虚证　　B. 阴虚证　　C. 亡阳证
D. 亡阴证　　E. 血脱证

多选题

1. 下列哪些不是亡阳证的汗出特点（　　）
   A. 如油如珠　　B. 汗液稀淡　　C. 汗热而黏
   D. 寐则汗出　　E. 冷汗淋漓
2. 口渴饮冷见于（　　）
   A. 实热证　　B. 虚寒证　　C. 痰饮证
   D. 亡阴证　　E. 火淫证
3. 阴虚证的辨证依据有（　　）
   A. 舌红少苔　　B. 脉细数　　C. 满面通红
   D. 五心烦热　　E. 神疲乏力

简答题

1. 亡阳证有哪些临床表现？
2. 如何鉴别亡阳证与亡阴证？

第三节 气血辨证

一、气病证候表现

考点分析

1. 气虚、气滞、气逆是出题重点，最好全记原文。
2. 气不固、气陷、气脱在脏腑辨证里有用。

原文		辨证要点
气虚证	神疲乏力，少气懒言，气短，头晕目眩，自汗，动则诸症加剧，舌质淡嫩，脉虚	气虚：神疲乏力，少气懒言，脉虚，动则诸症加剧
气陷证	头晕眼花，神疲气短，腹部坠胀，或久泄久痢，或见内脏下垂、脱肛、阴挺等，舌质淡嫩，脉虚	气陷：气坠，脏器下垂与气虚症状共见
气不固证	气短，疲乏，面白，舌淡嫩，脉虚，或自汗不止；或流涎不止；或遗尿，余沥不尽，小便失禁；或大便滑脱失禁；或各种出血；或妇女月经过多，崩漏；或滑胎，小产；或男子遗精，滑精，早泄等	气不固：自汗或出血，或二便失禁，或津液、精液、胎元等不固与气虚症状共见

续表

	原文	辨证要点
气脱证	呼吸微弱而不规则，汗出不止，口开目合，手撒身软，神识朦胧，面色苍白，口唇青紫，二便失禁，舌质淡白，舌苔白润，脉微	气脱：气息微弱、汗出不止、脉微与气虚症状共见
注：气陷、气不固、气脱都属气虚类证。三证原文与气虚证未必相同，但答题时可将气虚辨证要点写上		
气滞证	胸胁脘腹等处胀闷疼痛，症状时轻时重，部位不固定，胀痛常随情绪变化而增减，或随嗳气、矢气、太息等减轻，脉象多弦，舌象无明显变化	气滞：胀闷、胀痛、窜痛、脉弦
气逆证	咳嗽，喘促（肺气上逆） 或呃逆，嗳气，恶心，呕吐（胃气上逆） 或头痛，眩晕，甚至昏厥，呕血（肝气上逆）	气逆：咳喘、呕吐呃逆、头痛眩晕与气滞症状共见
气闭证	突发神昏、晕厥；或脏器绞痛，或二便闭塞，呼吸气粗、声高，脉沉实有力等症	气闭：突发神昏晕厥，或脏器绞痛，或二便闭塞

考题举例

填空题

气虚类证除气虚证外，还包括__________证、__________证和________证。

单选题

1. 下列哪项不是气滞证的表现（　　）

A. 头部胀痛　　B. 胸胁胀痛　　C. 乳房胀痛

D. 少腹胀痛　　E. 脉虚

2. 症见气短疲乏，头晕眼花，脘腹坠胀，大便稀溏，舌淡脉虚者，应属（　　）

A. 气虚证　　B. 气逆证　　C. 气陷证

D. 气脱证　　E. 气闭证

二、血病证候表现

考点分析

血虚、血瘀是出题重点，每考必有。在熟记辨证要点后，最好能记住全部原文。

	原文	辨证要点
血虚证	面色淡白或萎黄，眼睑、口唇、爪甲色淡，头晕眼花，心悸，失眠多梦，健忘，肢体麻木，妇女经血量少色淡、愆期或闭经，舌淡苔白，脉细无力	血虚：面、睑、唇、舌色淡，脉细等为主要表现
血脱证	面色苍白，头晕，眼花，心悸，舌淡或枯白，脉微或芤，且与血虚症状共见	血脱：有血液严重耗失的病史，面色苍白、心悸、脉微或芤等表现共见
血瘀证	有疼痛、肿块、出血、瘀血色脉征等表现 其疼痛特点为痛如针刺、痛处拒按、固定不移、常在夜间痛甚	先记5个字：痛、肿、出、色、脉，再记特点

续表

<table>
<tr><th colspan="2">原文</th><th>辨证要点</th></tr>
<tr><td>血瘀证</td><td>肿块在体表者，色呈青紫，在腹内者触之坚硬，推之不移
出血的特点是出血反复不止，色紫暗或夹有血块
瘀血色脉征主要有面色黧黑，或唇甲青紫，或肌肤甲错，或皮肤出现丝状红缕，或皮下紫斑，或腹露青筋，舌质紫暗、紫斑、紫点，或舌下络脉曲张，脉涩或结、代等</td><td>痛：针刺、拒按、不移、夜甚
肿块：体表青紫，体内坚硬
出血：反复，紫暗，有血块
色：面黧黑、唇甲青紫、舌紫暗、有紫斑紫点
脉：涩或结代</td></tr>
<tr><td>血热证</td><td>咳血、吐血、衄血、尿血、便血、崩漏，女子月经量多或月经先期，血色鲜红，质地黏稠，舌红绛，脉弦数</td><td>血热：出血与实热症状共见</td></tr>
<tr><td rowspan="2">血寒证</td><td>手足或局部冷痛、肤色紫暗发凉，形寒肢冷，得温则减；或少腹拘急冷痛；或为痛经，或月经愆期，经色紫暗，夹有血块；舌淡紫，苔白润或滑，脉沉迟或弦紧或涩</td><td>血寒：拘急冷痛、形寒、肤色紫暗、妇女痛经或月经愆期与实寒症状共见</td></tr>
<tr><td colspan="2">注：❶ 血寒证比八纲的实寒证多血瘀症状。也就是说，血寒 = 血瘀 + 实寒
❷ 附八纲寒证症状：恶寒喜温，四肢冷，口不渴，面白，大便稀溏，小便清长，舌淡苔白润，脉迟或紧</td></tr>
</table>

考题举例

单选题

1. 不属血虚临床表现的是（　　）

A. 面色淡白　　B. 唇甲色淡　　C. 神疲乏力
D. 心悸多梦　　E. 手足发麻

2. 不是血瘀证临床表现的是（　　）

A. 刺痛　　B. 肿块　　C. 出血
D. 血色鲜红　　E. 脉涩

多选题

头晕目眩可见于（　　）

A. 气虚证　　B. 气陷证　　C. 血虚证
D. 气逆证　　E. 气滞证

简答题

1. 简述血瘀证的临床表现。
2. 血虚证的临床表现有哪些？

三、气血同病证候表现

考点分析

1. 气血同病的题很少，如果你已记住气病和血病，这部分就不用记了。

2. 在书上划出：哪些症状是气虚、气脱、气滞？哪些症状是血虚、血瘀？用这样的练习巩固气病和血病的记忆。

原文		记忆提示
气血两虚	神疲乏力，少气懒言，自汗，面色淡白或萎黄，口唇、眼睑、爪甲颜色淡白，头晕目眩，心悸失眠，形	气虚＋血虚

续表

原文		记忆提示
气血两虚	体消瘦，肢体麻木，月经量少色淡，愆期甚或闭经，舌质淡白，脉弱或虚	
气虚血瘀	面色淡白或面色暗滞，倦怠乏力，少气懒言，胸胁或其他部位疼痛如刺，痛处固定不移，拒按，舌淡暗或淡紫或有紫斑、紫点，脉涩	气虚＋血瘀
气不摄血	鼻衄、齿衄、皮下紫斑、吐血、便血、尿血、月经过多、崩漏等各种出血，面色㿠白无华，神疲乏力，少气懒言，心悸失眠，舌淡白，脉弱	气虚＋出血
气随血脱	大量出血时，突然面色苍白，气少息微，大汗淋漓，手足厥冷，甚至晕厥，或舌淡，脉微或芤或散	大失血＋气脱
气滞血瘀	局部（胸胁、脘腹）胀闷走窜疼痛，甚或刺痛、疼痛固定、拒按；或有肿块坚硬，局部青紫肿胀；或有情志抑郁，急躁易怒；或有面色紫暗，皮肤青筋暴露；妇女可见经行不畅，经色紫暗或夹血块，经闭或痛经；舌质紫暗或有紫斑、紫点，脉弦或涩	气滞＋血瘀

考题举例

单选题

病人身倦乏力，少气懒言，胁痛如刺，拒按，舌淡有紫斑，脉沉涩。宜辨为（　　）

A. 气虚证　　B. 血瘀证　　C. 气虚血瘀证

D. 气血两虚证　　E. 气滞血瘀证

第四节　津液辨证

	原文	关键词歌诀
津液亏虚	口、鼻、唇、舌、咽喉、皮肤干燥，或皮肤枯瘪而缺乏弹性，眼球深陷，口渴欲饮，小便短少而黄，大便干结难解，舌红少津，脉细数无力等	津亏干燥尿少渴，舌红少津脉细数
痰证	咳嗽痰多，痰质黏稠，胸脘痞闷，恶心纳呆，呕吐痰涎，头晕目眩，形体肥胖，或神昏而喉间痰鸣，或神志错乱而为癫、狂、痴、痫，或肢体麻木、半身不遂，或某些部位出现圆滑柔韧的包块等，舌苔腻，脉滑	痰证痰稠闷腻滑 注：痰、闷、腻、滑简称“痰四症”
	注：“痰四症”（有痰、胸闷、苔腻、脉滑）一定要记住，复习脏腑辨证很有用	
饮证	咳嗽痰多，质稀色白，甚或喉间哮鸣 头目眩晕；舌苔白滑，脉弦或滑 脘腹痞胀，水声辘辘，泛吐清水（痰饮） 肋间饱满，支撑胀痛（悬饮） 身体、肢节疼痛（溢饮） 胸闷，心悸，息促不得卧（支饮）	饮证痰多稀白哮， 眩晕苔滑脉滑弦。 痰饮脘痞泛清水， 肋满支撑胀痛悬。 身体肢节疼痛溢， 支闷息促悸卧难
	注：考试有时会问四饮的症状，最好记住关键词歌诀，复习脏腑辨证时也用得上	

续表

	原文	关键词歌诀
水停证	头面、肢体，甚或全身浮肿，按之凹陷不起，或为腹水而见腹部膨隆、叩之音浊，小便短少不利，周身困重，舌淡胖，苔白滑，脉濡或缓 阳水：发病急，来势猛，眼睑、头面先肿，上半身肿甚 阴水：发病缓，来势徐，水肿先起于足部，腰以下肿甚	水停浮肿按不起， 腹隆身重舌胖滑。 阳水急猛头先肿， 阴水先足甚腰下
	注：阳水、阴水必考，脏腑辨证也要用，一定要记住	

考题举例

单选题

1. 肋间饱满，支撑胀痛，是（　　）的特点。

   A. 痰饮　　B. 支饮　　C. 悬饮

   D. 溢饮　　E. 水停证

2. 胸闷，心悸，息促不得卧，是（　　）的特点。

   A. 痰饮　　B. 支饮　　C. 悬饮

   D. 溢饮　　E. 以上都不是

多选题

水肿之阴水的临床表现是（　　）

A. 发病急　　B. 来势猛　　C. 水肿先起于足部

D. 上半身肿甚　　E. 腰以下肿甚

第七章

病位辨证

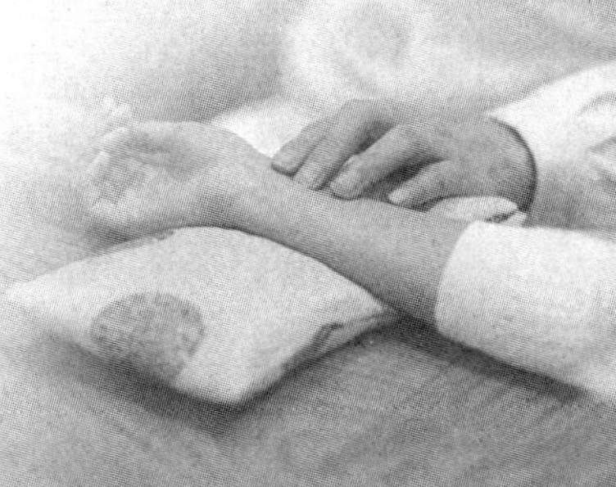

第一节 脏腑辨证

考点分析

脏腑辨证是考中诊的一大重点，题型以选择题、填空题、判断题、病案分析为多。我们把教科书脏腑辨证的内容重新归类，把其中的关键词用红字标出。复习时先看“关键词提示”，难度就小多了。你试试看？

一、脏腑病常见症状

<table>
<tr><th colspan="2">原文</th><th>关键词提示</th></tr>
<tr><td rowspan="2">心</td><td>心悸，怔忡，心痛，心烦，失眠，健忘，精神错乱，神志昏迷，以及某些舌体病变等</td><td>心悸，心烦，神志症状</td></tr>
<tr><td colspan="2">注：脏腑辨证载心证 14 个，其中 11 个有“心悸”; 2 个有“心烦”; 1 个有“意识模糊”</td></tr>
<tr><td rowspan="2">肺</td><td>咳嗽，气喘，咯痰，胸闷胸痛，咽喉疼痛，声音嘶哑，喷嚏，鼻塞，流涕等</td><td>咳</td></tr>
<tr><td colspan="2">注：脏腑辨证提到肺的证候有 14 个，其中 13 个有“咳”字; 1 个证候（风水搏肺）有阳水证</td></tr>
<tr><td rowspan="2">脾</td><td>腹胀、便溏、食欲不振、浮肿、内脏下垂、慢性出血等</td><td>脾三症：食少，腹胀，便溏</td></tr>
<tr><td colspan="2">注：脏腑辨证有脾的证候共 10 个。其中 8 个有“脾三症”，1 个有“食少便溏”，1 个有“久泄”（脾肾阳虚）</td></tr>
</table>

续表

<table>
<tr><th></th><th>原文</th><th>关键词提示</th></tr>
<tr><td rowspan="2">肝</td><td>胸胁、少腹胀痛或窜痛，情志抑郁或易怒，头晕胀痛，肢体震颤，手足抽搐，以及目部症状，月经不调，阴部症状等</td><td>胁、抑郁、易怒、震颤、抽搐、目部、阴部</td></tr>
<tr><td colspan="2">注：肝症的规律性不强。脏腑辨证涉及肝的证候 16 个，其中 12 个有“脉弦”；8 个提到“胁”；虚证都有视力减退；动风证候有抽搐、震颤；肝郁肝火证有抑郁、太息或急躁易怒；寒证、湿热证有外阴症状等。要多记几个。用手指着自己的眼、胁、四肢、外阴，再叹气、瞪眼，这样好记</td></tr>
<tr><td rowspan="2">肾</td><td>腰膝酸软或痛，眩晕耳鸣，发育迟缓，智力低下，发白早脱，牙齿动摇，男子阳痿遗精、精少不育，女子经少经闭、不孕，以及水肿、二便异常、呼多吸少等</td><td>腰膝</td></tr>
<tr><td colspan="2">注：脏腑辨证载肾证 11 个，都有腰膝症状（酸软、冷痛）</td></tr>
<tr><td rowspan="2">胃</td><td>胃脘胀满或疼痛、嗳气、恶心、呕吐、呃逆等</td><td>胃脘</td></tr>
<tr><td colspan="2">注：脏腑辨证载胃证 7 个，都有胃脘症状（痞满或疼痛），但没有“虫”。因为虫积肠道证也有“胃脘”，但同时有排虫、吐虫的症状</td></tr>
<tr><td rowspan="2">大肠</td><td>便秘、泄泻</td><td>大便、肛门</td></tr>
<tr><td colspan="2">注：脏腑辨证有大肠的证候 5 个，其中 4 个有“大便”1 个有“肛门”。涉及大便的证候很多，但大肠证往往有一些特征。如虫积肠道证有“排虫”，肠热腑实证有“热结旁流”，肠燥津亏证有“状如羊屎”，大肠湿热证有“肛门灼热”，肠虚滑泻证有“下利无度”，都是其他证候没有的</td></tr>
</table>

续表

原文		关键词提示
小肠	腹胀，腹痛，肠鸣，腹泻或小便赤涩疼痛，小便混浊等	小便赤涩疼痛
	注：脏腑辨证只有1证“小肠实热”，特征是小便“灼热涩痛”	
膀胱	小便频急涩痛，尿闭及遗尿，小便失禁等	尿症特别多
	注：脏腑辨证只有1证“膀胱湿热”，证候表现一连说了6个尿的症状，是其他证没有的	
胆	胆怯易惊，惊悸不宁，口苦，黄疸等	胆怯易惊
	注：脏腑辨证只有1证“胆郁痰扰”，特征是“胆怯易惊”	
脑	注：脏腑辨证里只有1个脑证“瘀阻脑络”特征是“头痛如刺”	头痛如刺

二、血虚类证候表现

考点分析

血虚不荣则面、唇、爪、舌、月经色淡，血不充脉则脉细，故将“色淡脉细”作为血虚关键词。

原文		关键词提示
心血虚证	心悸，失眠，多梦，健忘，头晕眼花，面色淡白或萎黄，唇舌色淡，脉细无力	心悸：心 色淡脉细：血虚

续表

原文		关键词提示
肝血虚证	头晕目眩，视力减退，或夜盲，爪甲不荣，肢体麻木，失眠多梦，妇女月经量少、色淡，甚则闭经，面唇淡白，舌淡，脉细	视力减退夜盲：肝虚 色淡脉细：血虚
心肝血虚	心悸怔忡，失眠多梦，健忘，眩晕，视物模糊，雀盲，爪甲不荣，肢体麻木，甚则震颤、拘挛，面白无华，妇女月经量少色淡，甚则闭经，舌淡苔白，脉细	心悸：心 视物模糊雀盲：肝虚 色淡脉细：血虚 注：雀盲即夜盲
肝风内动之血虚生风证	手足震颤，头晕眼花，夜盲，失眠多梦，肢体麻木，肌肉瞤动，皮肤瘙痒，爪甲不荣，面唇淡白，舌淡苔白，脉细或弱	震颤：风 夜盲：肝虚 色淡脉细：血虚 注：与肝血虚的区别是“震颤”

考题举例

病案分析

李×，女，37岁，素体虚弱，食纳欠佳，神疲乏力，夜寐不安。近2月来，又感头晕目眩，夜寐多梦，视物昏花，关节拘急，屈伸不利，食少经闭，面色无华，爪甲干枯，舌淡，苔白，脉弦细。

要求：证候诊断；证候分析。

三、气虚类证候表现

考点分析

1. 气虚的口诀是“疲乏少懒动”，教科书记载的气虚类证候，都有神疲二字，所以我们用“神疲”作为气虚的关键词。

2. 关键词提示是个思维过程：例如见到“心悸”就想到是心，见到“神疲”就想到是气虚，自然就想到是心气虚。再看一遍，确认没有其他脏腑的关键词，就判断是心气虚了。复习病案分析（判断证候）很有用。

原文		关键词提示
心气虚	心悸怔忡，气短胸闷，精神疲倦，或有自汗，动则诸症加剧，面色淡白，舌淡，脉虚	心悸：心 神疲：气虚
肺气虚	咳喘无力，咯痰清稀，少气懒言，语声低怯，动则尤甚，神疲体倦，面色淡白，自汗，恶风，易于感冒，舌淡苔白，脉弱	咳：肺 神疲：气虚
脾气虚	不欲食或纳少，腹胀，食后胀甚，便溏，神疲乏力，少气懒言，肢体倦怠，或浮肿，或消瘦，或肥胖，面色萎黄，舌淡苔白，脉缓或弱	脾三症：脾 神疲：气虚
	注：“脾三症”是指食少（纳少、纳呆、不欲饮食）、腹胀、便溏（久泄）同时并见	

续表

	原文	关键词提示
脾虚气陷	眩晕，久泄，脘腹重坠作胀，食后益甚，或小便混浊如米泔，或便意频数，肛门重坠，甚或内脏下垂，或脱肛、子宫下垂，神疲乏力，气短懒言，面色无华，纳少，舌淡苔白，脉缓或弱	脾三症：脾 重坠脏下垂：气陷 神疲：气虚
脾不统血	各种出血，如呕血、便血、尿血、肌衄、鼻衄、齿衄、妇女月经过多、崩漏等，伴见食少，便溏，神疲乏力，气短懒言，面色萎黄，舌淡苔白，脉细弱	出血：血 食少便溏：脾 神疲：气虚 萎黄：血虚
	注：神疲＋萎黄，像是气血两虚，但气血两虚没有出血和脾三症	
胃气虚	纳少，胃脘痞满，隐痛喜按，嗳气，面色萎黄，神疲乏力，少气懒言，舌质淡，苔薄白，脉弱	胃脘：胃 神疲：气虚 萎黄：血虚
	注：神疲＋萎黄，像是气血两虚，但气血两虚没有胃脘症状	
肾气不固	腰膝酸软，神疲乏力，耳鸣耳聋；小便频数清长，夜尿频多，或遗尿，或尿后余沥不尽，或尿失禁；男子遗精、早泄，女子月经淋漓不尽，带下清稀量多，或胎动易滑；舌质淡，舌苔白，脉弱	腰膝：肾 神疲：气虚 滑脱不禁：气不固

续表

	原文	关键词提示
肾不纳气（肺肾气虚）	久病咳喘，呼多吸少，气不接续，动则喘甚，腰膝酸软，或自汗神疲，声音低怯，舌淡苔白，脉沉弱；或喘息加剧，冷汗淋漓，肢冷面青，脉浮大无根；或气短息促，颧红心烦，口燥咽干，舌红少苔，脉细数	咳：肺 腰膝：肾 或神疲：气虚 或肢冷脉浮大无根：阳虚 或脉细数：阴虚
	注：❶ 冷汗淋漓、肢冷像亡阳证，但亡阳证是脉微欲绝。❷ 呼多吸少是本证特征	
心肺气虚	心悸胸闷，咳嗽，气喘，气短，动则尤甚，咯痰清稀，神疲乏力，声低懒言，自汗，面色淡白，舌淡苔白，甚者可见口唇青紫，脉弱或结、代	心悸：心 咳：肺 神疲：气虚 青紫：瘀
	注：神疲、青紫、脉结似气虚血瘀，但气虚血瘀证没有心、肺症状	
心脾两虚	心悸怔忡，失眠多梦，食欲不振，腹胀便溏，面色萎黄，眩晕耳鸣，神疲乏力，或见各种慢性出血，血色淡，舌淡嫩，脉弱	心悸：心 脾三症：脾 萎黄：血虚 神疲：气虚
	注：心脾两虚是脾气虚＋心血虚。教科书上心脾症状同见的只此一证	
脾肺气虚	久咳不止，气短而喘，咳声低微，咯痰清稀，食欲不振，腹胀便溏，面白无华，神疲乏力，声低懒言，或见面浮肢肿，舌淡苔白滑，脉弱	咳：肺 脾三症：脾 神疲：气虚

续表

原文	关键词提示
3 个练习：❶ 遮住证候名，看临床表现和关键词提示，试着说出证候名，之后打开遮挡看说对了没。❷ 遮住证候名和关键词提示，只看临床表现，试着说出证候名，然后打开证候名看说对了没？❸ 看教科书上的临床表现，试着说证候名，练到都能说对为止——这也是一种记忆方法。以下各类证候都建议这样做	

考题举例

单选题

1. 咳喘无力，少气懒言，咯痰清稀，神疲自汗，舌淡脉弱者，宜诊断为（　　）

A. 肺气虚证　　B. 肾不纳气证　　C. 脾肺气虚证
D. 心肺气虚证　　E. 肺阴虚证

2. 久病咳喘，乏力少气，呼多吸少，自汗耳鸣，舌淡脉弱，宜诊为（　　）

A. 肺气虚证　　B. 脾肺气虚证　　C. 肾阳虚证
D. 肺肾气虚证　　E. 肾气不固证

病案分析

1. 孙某，男，工人。自 20 岁左右因饮食不节，常有上腹灼痛，多发生于空腹时，并有嗳气泛酸，每年发作数次，每次 10 ～ 20 天不等。近一月余上腹隐痛，喜温喜按，空腹痛甚，进食后疼痛缓解，面色萎黄，神疲乏力，四肢欠温，便溏。舌淡，苔白，脉弱。

要求：①诊断；②辨证分析。

2. 李某某，男，30 岁，全身浮肿多年，治疗未效，近日加重。现症：全身浮肿，兼见神疲少力，少气懒言，食欲欠佳，恶心欲呕，腹胀食后尤甚，大便溏薄，小便短少，足胫按之凹陷不起，苔薄白，脉沉细。

要求：做出诊断；写出辨证分析。

四、阳虚类证候表现

考点分析

阳虚（虚寒）证和实寒证都有畏寒肢冷，但阳虚脉虚，实寒脉弦紧，故将“畏寒肢冷脉弱（或脉无力）”作为阳虚的关键词。

	原文	关键词提示
心阳虚	心悸怔忡，胸闷气短，或心胸疼痛，畏寒肢冷，自汗，神疲乏力，面色㿠白，或面唇青紫，舌质淡胖或紫暗，苔白滑，脉弱或结代	心悸：心 畏寒肢冷脉弱：阳虚 神疲：气虚 青紫脉结：血瘀
	注：本证有神疲（气虚）、青紫脉结（血瘀），似气虚血瘀和气血两虚。但只要见到“形寒肢冷脉弱”就可判断是阳虚证。因阳虚证常兼气虚（由气虚发展而来）；而心阳虚可兼血瘀（阳虚致血行不畅）	
心阳虚脱	在心阳虚症状的基础上，突然冷汗淋漓，四肢厥冷，面色苍白，呼吸微弱，或心悸，心胸剧痛，神志模糊或昏迷，唇舌青紫，脉微欲绝	心阳虚＋亡阳
	附亡阳症状：冷汗淋漓，汗液稀淡，面色苍白，手足厥冷，肌肤不温，神情淡漠，呼吸气弱，舌质淡润，脉微欲绝	

续表

<table>
<tr><th colspan="2">原文</th><th>关键词提示</th></tr>
<tr><td rowspan="2">心肾阳虚</td><td>心悸怔忡，腰膝酸冷，肢体浮肿，小便不利，形寒肢冷，神疲乏力，精神萎靡或嗜睡，唇甲青紫，舌胖，淡暗或青紫，苔白滑，脉弱</td><td>心悸嗜睡：心
腰膝：肾
形寒肢冷脉弱：阳虚
神疲：气虚
青紫：血瘀</td></tr>
<tr><td colspan="2">注：❶ 本证特将“心悸嗜睡”作为心病征象，以与心肾不交证“心悸失眠”区别
❷ 附心肾不交症状：“心烦，心悸，失眠，多梦，头晕，耳鸣，腰膝酸软，梦遗，口燥咽干，五心烦热，潮热盗汗，便结尿黄，舌红少苔，脉细数；或阳痿，腰膝冷痛，脉沉细无力等”</td></tr>
<tr><td rowspan="2">肾虚水泛</td><td>全身浮肿，腰以下为甚，按之没指，小便短少，腰膝酸软冷痛，畏寒肢冷，腹部胀满，或心悸气短，咳喘痰鸣，舌淡胖苔白滑，脉沉迟无力</td><td>浮肿腰以下为甚：阴水
腰膝：肾
畏寒肢冷脉无力：阳虚
心悸：心
咳：肺</td></tr>
<tr><td colspan="2">注：本证与心肾阳虚的鉴别主要是阴水证（腰以下肿甚）。可以把阴水作为本证特征，见到阴水＋肾阳虚就可以判断是肾虚水泛证，不用管心肺症状</td></tr>
</table>

续表

<table>
<tr><th></th><th>原文</th><th>关键词提示</th></tr>
<tr><td rowspan="1">肾阳虚</td><td>腰膝酸软冷痛，畏寒肢冷，下肢尤甚，面色皖白或黧黑，神疲乏力；或见性欲冷淡，男子阳痿、滑精、早泄，女子宫寒不孕、白带清稀量多；或尿频清长，夜尿多，舌淡苔白，脉沉细无力，尺部尤甚</td><td>腰膝：肾
畏寒肢冷脉无力：阳虚
神疲：气虚</td></tr>
<tr><td rowspan="2">脾阳虚</td><td>腹痛绵绵，喜温喜按，纳少，腹胀，大便清稀或完谷不化，畏寒肢冷，或肢体浮肿，或白带清稀量多，或小便短少，舌质淡胖或有齿痕，舌苔白滑，脉沉迟无力</td><td>脾三症：脾
畏寒肢冷脉无力：阳虚</td></tr>
<tr><td colspan="2">注：纳少即食少，大便清稀即便溏，脉无力和脉弱都主虚</td></tr>
<tr><td rowspan="2">脾肾阳虚</td><td>腰膝、下腹冷痛，久泄久痢，或五更泄泻，完谷不化，便质清冷，或全身浮肿，小便不利，形寒肢冷，面色皖白，舌淡胖，苔白滑，脉沉迟无力</td><td>腰膝：肾
久泄全身浮肿：脾
形寒肢冷脉无力：阳虚</td></tr>
<tr><td colspan="2">注：❶ 没有说全脾三症，但久泄、全身浮肿已提示与脾有关。凡泄、水肿初起都是脾病（脾运化水湿的功能失司），久泄、全身浮肿则脾肾同病（脾肾都主水液代谢）
❷ “五更泄泻”是本证特征，只要见此症便可断为脾肾阳虚</td></tr>
</table>

续表

<table>
<tr><th colspan="2">原文</th><th>关键词提示</th></tr>
<tr><td>胃阳虚</td><td>胃脘冷痛，绵绵不已，喜温喜按，食后缓解，泛吐清水或夹有不消化食物，纳少脘闷，口淡不渴，倦怠乏力，畏寒肢冷，舌淡胖嫩，脉沉迟无力</td><td>胃脘：胃
畏寒肢冷脉无力：阳虚</td></tr>
<tr><td rowspan="2">肠虚滑泻</td><td>下利无度，或大便失禁，甚或脱肛，腹痛隐隐，喜温喜按，畏寒神疲，舌淡苔白滑，脉弱</td><td>下利无度脱肛：气陷
畏寒脉弱：阳虚
神疲：气虚</td></tr>
<tr><td colspan="2">注：❶ 脱肛是气陷
❷ “下利无度”可作为本证特征，因为其他证没有这个症状</td></tr>
</table>

考题举例

病例分析

1. 李某，女，44 岁。患腹泻一年之久。面色淡白，纳呆食减，腹痛且冷，腰膝冷痛，大便溏薄，日泻 2～3 次，遇寒则重，舌淡胖，苔白滑，脉沉迟无力。

要求：辨证；证候分析。

2. 汪某，女，49 岁。两年前做阑尾切除术，术后半年出现腹胀、肠鸣、腹中气窜，时发时止，常因受凉、劳累、生气、饮食不当后发作。发作时腹中绞痛，并有包块，排气后缓解，喜按喜暖，伴有纳呆、乏力、大便欠利。舌淡苔白，脉沉迟无力。

要求：证候诊断；分析病机。

五、阴虚类证候表现

考点分析

教科书上所有阴虚证都有脉细数的特点，而其他证没有，故将“脉细数”作为阴虚证的关键词。

	原文	关键词提示
心肾不交	心烦，心悸，失眠，多梦，头晕，耳鸣，腰膝酸软，梦遗，口燥咽干，五心烦热，潮热盗汗，便结尿黄，舌红少苔，脉细数；或阳痿，腰膝冷痛，脉沉细无力等	心悸失眠：心 腰膝：肾 脉细数：阴虚 或冷痛脉无力：阳虚
	注：❶ 本证有阴虚（肾阴虚不能上养心阴）、阳虚（心火不能下温肾水）两种类型，但出病案分析题往往只是其中一种类型 ❷ 本证与心肾阳虚都有心、肾和阳虚症状。但心肾阳虚有“嗜睡”，本证有“失眠” ❸ 附心肾阳虚证：“心悸怔忡，腰膝酸冷，肢体浮肿，小便不利，形寒肢冷，神疲乏力，精神萎靡或嗜睡，唇甲青紫，舌胖，淡暗或青紫，苔白滑，脉弱。”关键词提示为“心悸嗜睡（心）+腰膝（肾）+形寒肢冷脉弱（阳虚）+神疲（气虚）+青紫（血瘀）”	
心阴虚	心悸，心烦，失眠，多梦，口燥咽干，形体消瘦，两颧潮红，或手足心热，潮热盗汗，舌红少苔乏津，脉细数	心悸：心 脉细数：阴虚

续表

<table>
<tr><th colspan="2">原文</th><th>关键词提示</th></tr>
<tr><td>肺阴虚</td><td>干咳无痰，或痰少而黏，甚或痰中带血，声音嘶哑，形体消瘦，口干咽燥，五心烦热，潮热盗汗，两颧潮红，舌红少津，脉细数</td><td>咳：肺
脉细数：阴虚</td></tr>
<tr><td rowspan="2">胃阴虚</td><td>胃脘隐隐灼痛，嘈杂不舒，饥不欲食，干呕，呃逆，口燥咽干，大便干结，小便短少，舌红少苔，脉细数</td><td>饥不欲食：胃阴虚特征</td></tr>
<tr><td colspan="2">注：本证虽也有胃和阴虚的脉证，但“饥不欲食”仅见于胃阴虚证，记这一个症状就行</td></tr>
<tr><td>肝阴虚</td><td>头晕眼花，两目干涩，视物不清，胁肋隐隐灼痛，口燥咽干，五心烦热，两颧潮红，潮热盗汗，舌红少苔，脉弦细数</td><td>胁：肝
脉细数：阴虚</td></tr>
<tr><td>肾阴虚</td><td>腰膝酸软而痛，眩晕耳鸣，失眠多梦，形体消瘦，潮热盗汗，五心烦热，咽干颧红，男子阳强易举，遗精早泄，女子经少经闭，或见崩漏，舌红少苔或无苔，脉细数</td><td>腰膝：肾
脉细数：阴虚</td></tr>
<tr><td>肺肾阴虚</td><td>咳嗽痰少，或痰中带血，或声音嘶哑，腰膝酸软，形体消瘦，口燥咽干，骨蒸潮热，盗汗，颧红，男子遗精，女子经少或崩漏，舌红少苔，脉细数</td><td>咳：肺
腰膝：肾
脉细数：阴虚</td></tr>
</table>

续表

	原文	关键词提示
肝肾阴虚	头晕目眩，胸胁隐痛，两目干涩，耳鸣健忘，腰膝酸软，失眠多梦，口燥咽干，五心烦热，或低热颧红，男子遗精，女子月经量少，舌红少苔，脉细数	胁：肝 腰膝：肾 脉细数：阴虚
肝风内动之阴虚动风证	手足震颤或蠕动，眩晕耳鸣，两目干涩，视物模糊，五心烦热，潮热盗汗，舌红少苔，脉弦细数	震颤：风 视物模糊：肝虚 脉弦细数：肝阴虚
肾精不足	小儿发育迟缓，身材矮小，囟门迟闭，骨骼痿软，智力低下；性欲减退，男子精少不育，女子经闭不孕；发脱齿摇，耳聋，耳鸣如蝉，腰膝酸软，足痿无力，健忘恍惚，神情呆钝，动作迟钝；舌淡苔白，脉弱	腰膝：肾 小儿发育迟缓、成人生育功能低下：精不足
燥邪犯肺	干咳无痰，或痰少而黏，难以咯出，甚或胸痛，痰中带血，或咯血，口、唇、舌、鼻、咽干燥，或见鼻衄，发热恶风寒，少汗或无汗，苔薄干，脉浮数或浮紧	干咳：肺燥 干燥、发热恶风寒、脉浮：燥淫
肠燥津亏	大便干燥，状如羊屎，数日一行，腹胀作痛，或见左少腹包块，口干，或口臭，或头晕，舌红少津，苔黄燥，脉细涩	大便如羊屎＋苔黄燥脉细涩：大肠津亏
	注：大便状如羊屎，数日一行是本证特征	

考题举例

病案分析

1. 孙××，女，35岁。素体消瘦，头晕目眩，耳鸣健忘，失眠多梦，胁痛，腰膝酸软，五心烦热，颧红盗汗，月经后期量少，口干咽燥，舌红少苔，脉细数。

要求：证候诊断；证候分析。

2. 李×，男，50岁，厨师。9月7日初诊。平素喜食煎炒，形瘦，性急。近月来发阵咳，服止咳西药不效，求治中医。来诊时干咳少痰，痰中带血，口燥咽干，鼻燥，甚至胸痛，夜来因咳难入寐，时有恶风发热，有汗，口渴咽干，舌尖红，苔薄少，微黄而干，脉浮细数。

要求：写出病证名称、病因病机、证候分析。

六、实寒（含寒湿）类证候表现

考点分析

实寒证以“恶（形）寒肢冷、脉紧”为特征。而寒痰证、寒湿证的脉象却不是紧，是濡或滑（详见各证注）。但我们仍可根据关键词判断出证名。

	原文	关键词提示
风寒犯肺	咳嗽，痰稀色白，恶寒发热，鼻塞流清涕，头身疼痛，无汗，苔薄白，脉浮紧	咳：肺 恶寒发热脉浮紧：风寒
寒痰阻肺	咳嗽气喘，痰多色白，或喉中哮鸣，胸闷，形寒肢冷，舌淡苔白腻或白滑，脉濡缓或滑	咳：肺 痰四症：痰 形寒肢冷：寒
	注：“痰四症”是指痰（痰多、痰声）、闷（胸闷）、腻（苔腻）、滑（脉滑）同时并见	

续表

	原文	关键词提示
寒湿困脾	脘腹痞闷，腹痛便溏，口腻纳呆，泛恶欲呕，头身困重，面色晦黄，或身目发黄，黄色晦暗如烟熏，或妇女白带量多，或肢体浮肿，小便短少，舌淡胖，苔白腻，脉濡缓或沉细	脾三症：脾 困重：湿 发黄晦暗：寒湿 苔白腻脉濡缓：脾虚寒湿
	注：❶ 身目发黄晦暗如烟熏主寒湿 ❷ 苔白主寒、腻主湿，脉濡主湿、缓主脾虚	
痰蒙心神	神情痴呆，意识模糊，甚则昏不知人；或精神抑郁，表情淡漠，喃喃独语，举止失常；或突然昏仆，不省人事，口吐涎沫，喉有痰声，并见面色晦暗、胸闷呕恶，舌苔白腻、脉滑等症	痴呆：神乱 痰四症：痰
	注：❶ 本证苔白腻，又无热证脉症，所以归入实寒类 ❷ 附神乱症状以作对比：a. 癫病或痴呆“神识痴呆，表情淡漠，喃喃自语，哭笑无常”多因痰浊蒙蔽心神或先天禀赋不足；b. 痫病“猝然仆倒，不省人事，口吐涎沫，口出异声，四肢抽搐，醒后如常”多因肝风夹痰，蒙蔽清窍	
寒滞胃脘	胃脘冷痛剧烈，得温痛减，遇寒加重，恶心呕吐，吐后痛缓，或口泛清水，口淡不渴，恶寒肢冷，面白或青，舌淡苔白润，脉弦紧或沉紧	胃脘：胃 恶寒肢冷脉紧：实寒

续表

原文		关键词提示
寒凝肝脉	少腹冷痛，阴囊收缩，睾丸抽痛，或巅顶冷痛，遇寒痛甚，得温痛减，恶寒肢冷，舌苔白，脉沉弦或沉紧	巅顶冷痛：肝寒特征 恶寒肢冷脉紧：实寒
	注：❶ 少腹、巅顶、外阴都是肝经循行部位 ❷ 脉弦多主肝胆病，但在寒证也主痛 ❸ 巅顶冷痛是本证特征	

考题举例

病案分析

王××，男，30岁，农民。两天前因饮食过饱，食后受寒而致剧烈胃痛，经当地治疗未效，后又注射杜冷丁才止痛。今晨胃痛又作，特来求治。现症：上腹部痞闷胀满，疼痛剧烈，喜嗳，拒按，不思饮食，大便三日未行，怀抱热水袋。苔白满布，中根部略厚，脉弦滑有力。

要求：判断证候；分析病机。

七、实热（含湿热）类证候表现

考点分析

实热证的特征是“苔黄、脉数”，湿热证、痰热证是“苔黄腻，脉滑数”。

原文		关键词提示
心火亢盛	心烦失眠，或狂躁谵语，神识不清；或舌上生疮，溃烂疼痛；或吐血，衄血；或小便短赤、灼热涩痛。伴见发热口渴，便秘尿黄，面红，舌赤，苔黄，脉数	心烦：心 苔黄脉数：实热
	注：心烦和心悸一样，都是心病特征	
风热犯肺	咳嗽，痰稠色黄，发热微恶风寒，鼻塞流浊涕，口干微渴，咽喉肿痛，舌尖红，苔薄黄，脉浮数	咳：肺 发热微恶风寒、苔黄脉浮数：风热
肺热炽盛	咳嗽，气喘，胸痛，气息灼热，咽喉红肿疼痛，发热，口渴，大便秘结，小便短赤，舌红苔黄，脉数	咳：肺 苔黄脉数：实热
肝火犯肺	胸胁灼痛，急躁易怒，头胀头晕，咳嗽阵作，痰黄黏稠，甚则咳血，烦热口苦，面红目赤，舌红苔薄黄，脉弦数	胁、易怒：肝火 咳：肺 苔黄脉数：实热
胃热炽盛	胃脘灼痛，拒按，消谷善饥，口气臭秽，齿龈红肿疼痛，甚则化脓、溃烂，或见齿衄，渴喜冷饮，大便秘结，小便短黄，舌红苔黄，脉滑数	胃脘：胃 苔黄脉数：实热
	注：消谷善饥而无消渴病的“三多一少”，是本证特征	
肝火炽盛	头目胀痛，眩晕，面红目赤，口苦口干，急躁易怒，失眠多梦，耳鸣耳聋，或耳痛流脓，或胁肋灼痛，或吐血、衄血，大便秘结，小便短黄，舌红苔黄，脉弦数	胁：肝 易怒：肝火 苔黄脉弦数：肝经实热

续表

	原文	关键词提示
肝风内动之热极生风证	高热神昏，躁动谵语，颈项强直，四肢抽搐，角弓反张，牙关紧闭，舌质红绛，苔黄燥，脉弦数	抽搐：风 苔黄脉弦数：肝经实热
肝阳上亢	眩晕耳鸣，头目胀痛，面红目赤，急躁易怒，失眠多梦，腰膝酸软，头重脚轻，舌红少津，脉弦或弦细数	易怒：肝 腰膝：肾 头重脚轻：特征 脉弦细数：肝阴虚
	注：肝阳上亢是上盛下虚，故“头重脚轻”可作为本证特征	
肝风内动之肝阳化风证	眩晕欲仆，头摇而痛，言语謇涩，手足震颤，肢体麻木，步履不正；或猝然昏倒，不省人事，口眼㖞斜，半身不遂，喉中痰鸣；舌红苔腻，脉弦	震颤：风 眩晕欲仆步履不正：肝阳化风特征
	注：❶ 痰、腻是痰证，本证本属肝风化痰，但证名里无痰 ❷ 眩晕，多证都有，但“眩晕欲仆，步履不正”只有本证有。尤其“步履不正”其他证都没提，可看作是本证特征	
小肠实热	小便短赤，灼热涩痛，尿血，心烦口渴，口舌生疮，脐腹胀痛，舌红，苔黄，脉数	尿赤心烦口疮：心火下移小肠 苔黄脉数：实热
	注：上中下三症（口疮、心烦、尿赤）同时并见，是心火下移小肠的特征。教材上的证名叫小肠实热	

续表

<table>
<tr><th colspan="2">原文</th><th>关键词提示</th></tr>
<tr><td rowspan="2">肠热腑实</td><td>腹部硬满疼痛、拒按，大便秘结，或热结旁流，气味恶臭，壮热，或日晡潮热，汗出口渴，甚则神昏谵语、狂乱，小便短黄，舌质红，苔黄厚而燥，或焦黄起刺，脉沉数有力，或沉迟有力</td><td>拒按便秘：大肠实
日晡：阳明
苔黄脉数有力：实热</td></tr>
<tr><td colspan="2">注：❶ 本证脉象有迟有数，但都有力，故只记“脉实”
❷ 本证即六经辨证中的阳明腑实证，故“日晡潮热”（阳明潮热）或“热结旁流”均可作为本证特征</td></tr>
<tr><td rowspan="2">痰火扰神</td><td>烦躁不宁，失眠多梦，甚或神昏谵语，胸闷气粗，咯吐黄痰，喉间痰鸣，发热口渴，面红目赤；或狂躁妄动，打人毁物，不避亲疏，胡言乱语，哭笑无常；舌红，苔黄腻，脉滑数</td><td>烦：心
痰四症：痰
苔黄脉数：湿热</td></tr>
<tr><td colspan="2">注：❶ 烦是心烦，也是心病特征
❷ 苔黄腻脉滑数，兼有痰症是痰热，没有痰症是湿热</td></tr>
<tr><td>痰热壅肺</td><td>咳嗽，气喘息粗，胸闷，或喉中痰鸣，咯痰黄稠量多，或咳吐脓血腥臭痰，胸痛，发热，口渴，小便短赤，大便秘结，舌红苔黄腻，脉滑数</td><td>咳：肺
痰四症：痰
苔黄腻脉滑数：湿热</td></tr>
</table>

续表

<table>
<tr><th colspan="2">原文</th><th>关键词提示</th></tr>
<tr><td rowspan="2">湿热蕴脾</td><td>脘腹胀闷，纳呆，恶心欲呕，口苦口黏，渴不多饮，便溏不爽，小便短黄，肢体困重，或身热不扬，汗出热不解，或见面目发黄，色鲜明，或皮肤瘙痒，舌质红，苔黄腻，脉濡数</td><td>脾三症：脾
困重：湿
发黄鲜明：湿热
苔黄腻脉濡数：湿热</td></tr>
<tr><td colspan="2">注：❶ 面目发黄色鲜明主湿热
❷ 苔黄主热、腻主湿，脉濡主湿、数主热
❸ “身热不扬”是湿热特征</td></tr>
<tr><td rowspan="3">肝胆湿热</td><td>胁肋胀痛，纳呆腹胀，泛恶欲呕，口苦厌油，身目发黄，大便不调，小便短黄；或寒热往来，舌红，苔黄腻，脉弦滑数</td><td>胁：肝
黄疸、苔黄腻脉弦滑数：肝胆湿热</td></tr>
<tr><td>或阴部潮湿、瘙痒、湿疹，阴器肿痛，带下黄臭等（肝经湿热）</td><td>阴部湿痒、带下黄臭：肝经湿热下注</td></tr>
<tr><td colspan="2">注：❶ 教材上肝胆湿热包括肝经湿热
❷ 湿热蕴脾、寒湿困脾也有发黄，但都是或见症；而肝胆湿热的三黄（身目尿黄）是黄疸，为必见症状。三证都是苔黄腻（湿热），但肝胆湿热有“弦”，主肝胆病，而脾病没有弦脉。三证对比着看看，可加深印象</td></tr>
<tr><td>大肠湿热</td><td>腹痛，腹泻，肛门灼热，或暴注下泻，色黄味臭；或下痢赤白脓血，里急后重，口渴，小便短赤，或伴恶寒发热，或但寒不热；舌红苔黄腻，脉滑数或濡数</td><td>泻、味臭：大肠热
苔黄腻脉滑数：湿热</td></tr>
</table>

续表

原文		关键词提示
膀胱湿热	尿频，尿急，尿道灼痛，小便短黄或混浊，或尿血，或尿中见砂石，小腹胀痛，或腰、腹掣痛，或伴发热，舌红苔黄腻，脉滑数	尿的症状：膀胱 苔黄腻脉滑数：湿热

考题举例

单选题

1. 风寒犯肺证和风热犯肺证都有的症状是（　　）

A. 咳嗽痰稠　　B. 身痛无汗　　C. 发热恶寒
D. 咽喉肿痛　　E. 苔白脉浮

2. 咳痰，痰少而黄，发热，微恶风寒，咽痛微渴，舌尖红苔薄黄，脉浮数者宜诊为（　　）

A. 风热表证　　B. 肺热炽盛证　　C. 燥邪犯肺证
D. 痰热壅肺证　　E. 风寒犯肺证

病案分析

1. 李××，男，55岁。素嗜肥甘，体态较胖，头晕目眩，胸闷恶心，体倦身重，手足麻木，言语謇涩，急躁易怒，小便黄赤，大便不爽臭秽，舌苔腻微黄，脉弦滑。

要求：证候诊断；证候分析。

2. 钱××，男，23岁，工人。半月前与人发生口角，次日始感头痛，口干，某医院诊为“感冒”。开中药服后反而渐重。近一周来，又出现胁肋灼痛，烦躁易怒，夜不能寐，耳鸣如潮。今晨急诊，服索米痛片、氯苯那敏、吗啉胍等，未效，故再次求治中医。诊时头痛欲裂，口干口苦，欲呕，面红目赤，尿黄便干，舌红苔黄少津，脉弦数有力。

要求写出：证候名称；病因病机；现症分析。

八、病理产物停积类证候表现

	原文	关键词提示
心脉痹阻（瘀阻心脉）（痰阻心脉）（寒凝心脉）（气滞心脉）	心悸怔忡，心胸憋闷疼痛，痛引肩背内臂，时作时止，或以刺痛为主，舌质晦暗，或有青紫斑点，脉细、涩、结、代（瘀阻心脉）；或以心胸憋闷为主，体胖痰多，身重困倦，舌苔白腻，脉沉滑或沉涩（痰阻心脉）；或以遇寒痛剧为主，得温痛减，形寒肢冷，舌淡苔白，脉沉迟或沉紧（寒凝心脉）；或以胀痛为主，与情志变化有关，喜太息，舌淡红，脉弦（气滞心脉）	心悸心痛：心 痛引肩背内臂：心经循行部位 或有刺痛、青紫：瘀 或有痰四症：痰 或有形寒肢冷脉迟紧：寒 或有胀痛：气滞 太息、脉弦：肝郁
瘀阻脑络	头晕不已，头痛如刺，痛处固定，经久不愈，健忘，失眠，心悸，或头部外伤后昏不知人，面色晦暗，舌质紫暗或有紫斑、紫点，脉细涩	头痛如刺：瘀在头 心悸：心 紫暗：瘀
	注：❶ 心悸脉细涩，心脉痹阻也有，但无头部症状 ❷ 教材上脑证只此一种	
风水搏肺	浮肿始自眼睑、头面，继及全身，上半身肿甚，来势迅速，皮薄光亮，小便短少，或见恶寒重发热轻，无	浮肿始自头目，上半身肿甚：阳水

续表

	原文	关键词提示
风水搏肺	汗，苔薄白，脉浮紧；或见发热重恶寒轻，咽喉肿痛，苔薄黄，脉浮数	恶寒重发热轻脉浮紧，或发热重恶寒轻脉浮数：风寒表证或风热表证
	注：❶“阳水急猛头先肿” ❷虽未说“咳”，但风寒风热皆病在肺卫	
饮停胸胁	胸廓饱满，胸胁部胀闷或痛，呼吸、咳嗽或转侧时牵引作痛，或伴头晕目眩，舌苔白滑，脉沉弦	胸廓饱满胀痛，息咳引痛：悬饮
	注：❶悬饮症状是“胁间饱满，支撑胀痛” ❷本证虽有“胁”，证名却没有肝，是个例外。脉弦在这里主饮 ❸“胸廓饱满”别证没有，可视为本证特征	
食滞胃脘	胃脘胀满疼痛、拒按，厌恶食物，嗳腐吞酸，或呕吐酸馊食物，吐后胀痛得减，或腹胀腹痛，泻下不爽，肠鸣，矢气臭如败卵，大便酸腐臭秽，舌苔厚腻，脉滑	胃脘：胃 嗳腐吞酸：食积 注：“嗳腐吞酸”是本证特征
	注：苔腻脉滑，但没有痰多、胸闷——痰四症不全，不是痰证。嗳气大便都酸腐，是食证	
肝郁气滞	胸胁、少腹胀满疼痛，走窜不定，情志抑郁，善太息，妇女可见乳房胀痛、月经不调、痛经、闭经，苔薄白，脉弦	胁胀痛：肝气滞 抑郁太息脉弦：肝郁

续表

	原文	关键词提示
肝郁脾虚	胸胁胀满窜痛，腹胀纳呆，腹痛欲泻，泻后痛减，或便溏不爽，肠鸣矢气，兼见善太息，情志抑郁，或急躁易怒，舌苔白，脉弦或缓	胁胀痛：肝气滞 脾三症：脾 抑郁太息：肝郁 注：教材上肝脾同病只此一种
肝胃不和	胃脘、胁肋胀痛或窜痛，胃脘痞满，呃逆，嗳气，吞酸嘈杂，饮食减少，情绪抑郁，善太息，或烦躁易怒，舌淡红，苔薄白或薄黄，脉弦	胁：肝 胃脘：胃 抑郁太息脉弦：肝郁 注：教科书上肝胃同病只此一种
胆郁痰扰	惊悸失眠，胆怯易惊，烦躁不安，犹豫不决，口苦呕恶，胸胁闷胀，眩晕耳鸣，舌红苔黄腻，脉弦数	胆怯易惊：胆 苔黄腻脉弦数：肝胆湿热
	注：❶ 胆怯易惊是本证特征 ❷ 教材上胆证只此一种	
虫积肠道证	胃脘嘈杂，时作腹痛，或嗜食异物，大便排虫，或突发腹痛，按之有条索状物，甚至剧痛，呕吐蛔虫，面黄体瘦，睡中龂（xiè）齿，鼻痒，或面部出现白斑，唇内有白色粟粒样凸起颗粒，白睛见蓝斑	嗜食异物，大便排虫：虫积 注：脏腑辨证只有这一个虫证

考题举例

病案分析

1. 张×，男，56岁，腹泻3年，加重两月。3年来大便时干时稀，日二三次，饭后脘腹胀闷；近二月来诸症加重，每每腹痛欲泻，泻后痛减，与情绪好坏有关；面色萎黄，形体消瘦，神疲乏力，舌淡苔薄白，脉弦。

要求：证候诊断；写出证候分析。

2. 周×，女，42岁，农民。5年来时有大便微溏，近一年来症状加剧，纳谷欠佳，食后腹胀，时有胸闷胁痛，善太息，每因抑郁恼怒或精神紧张时腹痛、腹泻，泻后痛减，舌质红，苔白腻，脉弦。

要求：证候诊断；本案脏腑之间有何病理关系；证候分析。

3. 患者，男，24岁。3个月前因恋爱失败，出现头晕、失眠，一个月前出现两胁胀闷不舒，近半月来更觉右胁疼痛，经肝功能等检查并无异常，自觉叹气后稍舒。现症：头晕失眠，两胁胀闷不舒，右胁疼痛，不欲食，口微苦，大便不爽，苔薄白，脉弦。

要求：写出脏腑辨证证候名；分析病机。

病案分析答题程序

（一）辨证

（1）看舌脉，断病性。如舌淡苔白脉弱，是气虚证；舌红少苔脉细数，是阴虚证；舌红苔黄脉数有力，是实热证；苔黄腻脉滑数，是湿热证等。有时能看出脏腑，如脉缓可能是脾虚，脉弦可能是肝胆病。

（2）找关键词，断病位。如有心悸是在心；有咳喘是在肺；有胃脘在胃；有腰膝在肾；有脾三症是在脾等。有些特征性症状可直接断定证候名，如身热不扬是湿热、五更泄是脾肾阳虚等。

（3）完整地看一遍症状，边看边在草稿纸上写出每个症状的印象，最后总结，写出证名。这就要求你熟知教材上各脏腑有哪些证候。证名尽量与教材一致。

（4）一般只有1个证候名称，有的比较复杂要写两个证名。

如有明显的病情变化，要写出每个阶段的证候名称。

（二）病因病机分析

（1）看着草稿纸，逐个症状写出病机（什么脏腑的什么功能失调导致什么症状）。可应用中医基础理论里提到的脏腑功能术语，如“心主神志，心血不足则神志不安，而致心悸失眠”；“脾主运化水湿，脾气虚运化无力，水湿泛滥而致浮肿”等。

（2）合并同类病机，组织语言，写到试卷上。下面两个例子提供了一种格式，仅供参考。先写本证是什么证候（病位病性），再按题上的症状顺序，逐一分析。也可用其他格式，总的原则是：每个症状的病变机理都要提到，语言要让评卷老师看明白。

（三）举例

例 1：张 ××，女，21 岁。近一年来经常失眠，并有心悸，健忘，食欲不振，便溏；月经常提前而至，行经持续 10 天，月经量少色淡；神疲乏力，头晕，面白；舌淡，脉细。

要求：写出确切证候诊断；进行简要病机分析。

临床表现	印象	病机辨析
女，21 岁		年轻，正气尚能抗邪
近一年来经常失眠	心病	血虚，心神失养
并有心悸，健忘	心病	血虚，心神失养
食欲不振，便溏	脾病	运化失司
月经常提前而至	血热或气虚不摄	症状、舌脉无热象，不是血热，只能是气虚不摄
行经持续 10 天	血热或气虚	
月经量少色淡	血虚	气虚不摄，血虚乏源
神疲乏力	气虚	气虚的特征性症状
头晕，面白	气血虚	气虚、血虚都有头晕面白

续表

<table>
<tr><th>临床表现</th><th>印象</th><th>病机辨析</th></tr>
<tr><td>舌淡</td><td>虚</td><td>气血虚</td></tr>
<tr><td>脉细</td><td>虚或湿</td><td>没有湿的症状，故主虚</td></tr>
<tr><td colspan="3">辨证：心脾两虚</td></tr>
<tr><td colspan="3">病机分析：本证为心脾气血两虚证。心血不足、心神失养则失眠健忘，心失血养则心悸；脾气不足、运化无力则食欲不振、便溏；脾气不足不能摄血则月经提前，经量多而色淡；神疲、乏力、头晕、面白、舌淡、脉细等皆属气血亏虚之征</td></tr>
</table>

例 2：王 ×，男，46 岁。哮喘十余年，嗜肥甘之物，每次喘发咳痰颇多；近日咳喘已七八日，呼吸急迫，喉有痰鸣声，胸部闷胀，痰多色白；食欲不振，腹胀便溏；神疲乏力，面微浮，心悸；舌淡，苔白腻，脉弦细滑。

要求：①证候诊断；②分析病因病机。

<table>
<tr><th>临床表现</th><th>印象</th><th>病机辨析</th></tr>
<tr><td>46 岁，哮喘十余年</td><td>体虚、肺病</td><td>肺久病必涉及其他脏腑</td></tr>
<tr><td>嗜肥甘之物</td><td>易生痰湿</td><td>生痰之因</td></tr>
<tr><td>每次喘发咳痰颇多</td><td>肺病</td><td rowspan="2">肺气肃降失司</td></tr>
<tr><td>近日咳喘已七八日，呼吸急迫</td><td>肺病，实证</td></tr>
<tr><td>喉有痰鸣声，胸部闷胀</td><td>痰四症—有痰</td><td rowspan="2">脾为生痰之源，肺为贮痰之器，痰阻气道</td></tr>
<tr><td>痰多色白</td><td>湿痰</td></tr>
</table>

续表

临床表现	印象	病机辨析
食欲不振，腹胀便溏	脾三症—脾病	脾气虚，运化失司
神疲乏力	气虚	
面微浮，心悸	脾虚水泛扰心	脾虚生湿，痰湿扰心
舌淡	虚	
苔白腻	寒，痰浊，食积	没有畏寒肢冷不是寒，没有酸腐症状不是食，只能是痰浊
脉弦	肝胆、疼痛、痰饮和胃气衰败	没有胁肋等肝胆循行部位，也没有眼睛、情绪症状，不主肝胆病；没有疼痛和胃气衰败症状，只能主痰饮
细	虚、湿	
滑	痰湿、食积、实热	舌淡不主实热，没有酸腐不主食积，那就只能主痰湿了
辨证：肺脾气虚，痰湿扰心		
病因病机分析：本证为本虚标实之证。患者嗜食肥甘而生痰，痰阻气道，肺气上逆而哮喘，多年久咳致肺脾心气虚。肺气肃降失司则咳喘；脾虚运化失司则食欲不振、腹胀便溏；气虚则神疲乏力；脾为生痰之源，肺为贮痰之器，脾肺气虚则痰多；痰停上焦则面浮、胸闷、心悸；舌淡苔白腻，脉弦细滑皆属气虚痰阻之征		

续表

临床表现	印象	病机辨析
注：❶ 红字表示病机分析的基本格式 ❷ 结合症状说出是哪个脏腑的什么功能失调。虚证常用 ×× 功能失司、失养等，实证常用 ×× 功能受阻、停滞等术语 ❸ 用“则”字联系症状 ❹ 舌脉皆属 ×× 之征		

第二节　六经辨证

考点分析

六经辨证是必考内容，尤其是三阳病和少阴病的症状鉴别一定记熟。少阳病症状最好能背下原文，以应对简答题。

一、三阳病证候表现

<table>
<tr><th colspan="3">原文</th><th>关键词提示</th></tr>
<tr><td colspan="4">太阳病证</td></tr>
<tr><td rowspan="3">太阳经证</td><td>太阳中风证</td><td>发热，恶风，头痛，自汗出，脉浮缓；或见鼻鸣，干呕</td><td rowspan="2">中风汗出脉浮缓，伤寒无汗脉浮紧</td></tr>
<tr><td>太阳伤寒证</td><td>恶寒，发热，头项强痛，肢体疼痛，无汗而喘，脉浮紧</td></tr>
<tr><td colspan="3">注：太阳中风、伤寒都有发热、恶风（寒）、头痛、脉浮，最大的区别在有汗无汗，脉缓脉紧</td></tr>
<tr><td>太阳腑证</td><td>太阳蓄水证</td><td>发热，恶寒，小腹满，小便不利，口渴，或水入则吐，脉浮或浮数</td><td>蓄水表渴尿不利</td></tr>
</table>

续表

<table>
<tr><th colspan="3">原文</th><th>关键词提示</th></tr>
<tr><td rowspan="2">太阳腑证</td><td>太阳蓄血证</td><td>少腹急结或硬满，小便自利，如狂或发狂，善忘，大便色黑如漆，脉沉涩或沉结</td><td>蓄血尿利狂黑沉</td></tr>
<tr><td colspan="3">注：❶ 太阳蓄水、蓄血最明显的区别在小便利不利，脉浮脉沉
❷ 表，指表证—发热恶寒，脉浮</td></tr>
<tr><td colspan="4">阳明病证</td></tr>
<tr><td rowspan="2">阳明经证</td><td colspan="2">身大热，汗出，口渴引饮，或心烦躁扰，气粗似喘，面赤，苔黄燥，脉洪大</td><td>阳明经，四大症（大热，大汗，大渴，脉洪大）</td></tr>
<tr><td colspan="3">注：四大症好记，也是业内约定俗成的说法，答题就写大热大汗大渴脉洪大，老师也不会扣分</td></tr>
<tr><td rowspan="2">阳明腑证</td><td colspan="2">日晡潮热，手足濈（jí）然汗出，脐腹胀满硬痛而拒按，大便秘结不通，甚则谵语、狂乱、不得眠，舌苔黄厚干燥，或起芒刺，甚至苔焦黑燥裂，脉沉迟而实或滑数</td><td>拒按便秘＋日晡＋苔黄燥脉实</td></tr>
<tr><td colspan="3">注：❶ 阳明腑证即脏腑辨证中的肠热腑实证，二证关键词也相同
❷ 附肠热腑实证“腹部硬满疼痛、拒按，大便秘结，或热结旁流，气味恶臭，壮热，或日晡潮热，汗出口渴，甚则神昏谵语、狂乱，小便短黄，舌质红，苔黄厚而燥，或焦黄起刺，脉沉数有力，或沉迟有力”</td></tr>
</table>

续表

原文		关键词提示
少阳病证		
少阳病证	寒热往来，口苦，咽干，目眩，胸胁苦满，默默不欲饮食，心烦喜呕，脉弦	少阳往胸满，苦干眩弦

考题举例

单选题

1. 区别太阳伤寒证和太阳中风证主要看（　　）
   A. 是否头痛　　B. 是否恶寒　　C. 是否汗出
   D. 是否发热　　E. 是否脉浮
2. 太阳中风证的脉症是（　　）
   A. 恶寒发热，头项强痛，脉浮紧
   B. 发热恶风，头痛汗出，脉浮缓
   C. 发热恶寒，头痛汗出，脉浮紧
   D. 发热恶寒，头痛汗出，脉浮数
   E. 发热恶寒，项背强痛，脉浮缓
3. 太阳伤寒证没有的症状是（　　）
   A. 恶寒发热　　B. 有汗脉缓　　C. 头项强痛
   D. 无汗而喘　　E. 肢体疼痛
4. 太阳蓄血证的临床特征是（　　）
   A. 小便不利　　B. 其人如狂　　C. 小腹胀满
   D. 水入则吐　　E. 脉浮或浮数
5. 鉴别蓄水证与蓄血证的主要看（　　）
   A. 少腹硬满或不满　B. 口渴引饮或不渴
   C. 小便自利或不利　D. 大便泄泻或秘结
   E. 脉象浮数或浮缓

6. 寒热往来，胸胁苦满，默默不欲饮食，口苦咽干，目眩，脉弦，是下列哪项的典型表现？（　　）

A. 太阳病证　B. 少阳病证　C. 阳明病证

D. 太阴病证　E. 厥阴病证

多选题

1. 阳明腑实证的临床表现是（　　）

A. 潮热，腹满便秘　B. 心烦不寐，舌绛

C. 舌謇肢厥，脉滑　D. 谵语，狂乱，苔黄厚燥

E. 心烦躁扰，脉微弱

2. 阳明经证与阳明腑证的鉴别要点是（　　）

A. 发热的有无　B. 有无神志变化　C. 有无燥屎内结

D. 腹满的轻重　E. 汗出的多少

简答题

少阳病的主要症状。

二、三阴病证候表现

	原文	关键词提示
太阴病证	腹满而吐，食不下，口不渴，自利，时腹自痛，四肢欠温，脉沉缓而弱	太阴脾三症，欠温缓弱时腹痛
	注：❶ 足太阴是脾，食不下即食少，腹满即腹胀，自利即泄泻（便溏），为脾三症 ❷ 脾主四肢，四肢欠温、时腹痛是脾阳不足，气行不畅 ❸ 缓脉主湿，弱脉主虚，本证是脾虚寒湿	

续表

<table>
<tr><th colspan="3">原文</th><th>关键词提示</th></tr>
<tr><td rowspan="4">少阴病证</td><td rowspan="2">少阴寒化证</td><td>无热恶寒，但欲寐，四肢厥冷，下利清谷，呕不能食，或食入即吐，脉微细，甚或欲绝，或见身热反不恶寒，甚则面赤</td><td>少阴寒化欲寐冷，微细拒食下利清</td></tr>
<tr><td colspan="2">注：❶ 少阴是心肾，欲寐是心神失养
❷ 冷，指恶寒四肢厥冷，阳虚之象
❸ 拒食，指“呕不能食，食入即吐”
❹ “下利清”后少一“谷”字，为押韵省略</td></tr>
<tr><td rowspan="2">少阴热化证</td><td>心烦不得眠，口燥咽干，或咽痛，舌尖红少苔，脉细数</td><td>少阴热化烦不眠，尖红细数口咽干</td></tr>
<tr><td colspan="2">注：少阴化热证与脏腑辨证中的心阴虚症状相近，可互参</td></tr>
<tr><td>厥阴病证</td><td colspan="2">消渴，气上撞心，心中疼热，饥而不欲食，食则吐蛔</td><td>厥阴消渴气撞心，心中疼热饥不食</td></tr>
</table>

考题举例

单选题

1. 见无热恶寒，但欲寐，下利肢冷，呕不能食是（　　）

A. 少阴寒化　　B. 少阴热化　　C. 太阳蓄水

D. 太阳蓄血　　E. 太阴证

2. 厥阴病证不包括（　　）

A. 气上撞心　　B. 食入即吐　　C. 心中疼热

D. 消渴　　E. 饥不欲食

三、六经病证的传变

原文			关键词提示
传经	循经传	按伤寒六经的顺序相传。太阳－阳明－少阳；三阳不愈，传入三阴，太阴－少阴－厥阴 亦有按太阳－少阳－阳明－太阴－厥阴－少阴传变的说法	循经按六经
	越经传	不按循经传次序，隔一经甚或隔两经相传。如太阳直传少阳、或直传少阴。多由病邪亢盛，正气不足所致	越经是隔经
	表里传	指六经中互为表里的阴阳两经相传。如：太阳膀胱经传入少阴肾经，阳明胃经传入太阴脾经，少阳胆经传入厥阴肝经等。表里传之中，从阳经传入阴经者，多为邪盛正虚，由实转虚，病情加重之恶兆；从阴经传出阳经者，则为正能胜邪，病情向愈之佳兆	表里两经传
直中	凡外感病邪不从阳经传入，而直接侵袭阴经者，称为直中。其特点是一发病就表现出三阴经的证候；直中多发于正气先虚，又复感重邪之人。一般而言，直中太阴者病尚浅，直中少阴、厥阴者病较深		发病见三阴

续表

	原文	关键词提示
合病	凡疾病发病之初，两经或三经的病证同时出现，称为合病。《伤寒论》中有“太阳阳明合病”“太阳少阳合病”和“三阳合病”等。三阴经有合病之实，却无合病之名。在合病中，往往某一经偏盛，其症状较为突出，临床应注意观察分析	同时为合
并病	疾病凡一经病证未罢，又出现另一经病证，两经病证合并出现，称为并病。《伤寒论》中有“太阳阳明并病”“太阳少阳并病”等，先出现太阳病证，而后出现阳明或少阳病证。一般并病者两经症状可以明显区分，出现的次序有先后不同	先后为并
	注：直中、合病、并病必考，常有名称解释。一定要记住	

考题举例

名词解释

1. 合病　2. 并病

单选题

1. 少阳病转变为厥阴病，是（　　）

A. 合病　B. 表里传　C. 循经传
D. 直中　E. 越经传

2. 外邪入侵而出现三阴经证候，是（　　）

A. 越经传　B. 并病　C. 循经传
D. 表里传　E. 直中

3.“并病”是指（　　）

A. 一经病证同时兼有另一经证候

B. 由一经病转变为另一经病

C. 两经或者三经证候同时出现

D. 阳经病证与阴经病证同时并见

E. 一经之证未罢又见他经病证

4.“直中”是指（　　）

A. 两经或三经证候同时出现

B. 一经证候已罢，继而出现另一经证候

C. 互为表里的阴阳两经证候同时出现

D. 一发病就出现三阴经证候

E. 一经证候未罢，又出现另一经证候

5. 两经或三经证候同时出现，是（　　）

A. 循经传　　B. 直中　　C. 合病

D. 表里传　　E. 并病

第三节 卫气营血辨证

考点分析

1. 中诊对卫气营血只是简要介绍，不是考试重点。即使有两道题也是给出症状让你判断，所以只要记住关键词基本就能答上。不用记全部症状

2. 卫气营血诸证都有发热脉数，所以，关键词就省去了“发热”“脉数”这两个症状，但答题时别忘加上。

<table>
<tr><th colspan="2">原文</th><th>关键词提示</th></tr>
<tr><td rowspan="2">卫分证</td><td>发热，微恶风寒，头痛，口干微渴，舌边尖红，苔薄黄，脉浮数。或伴有咳嗽，咽喉肿痛</td><td>卫分微渴微恶寒，薄黄脉浮红边尖</td></tr>
<tr><td colspan="2">附：温燥兼见证“发热微恶风寒，有汗，咽喉疼痛，舌边尖红，脉浮数”。差不多吧</td></tr>
<tr><td rowspan="2">气分证</td><td>发热，不恶寒，反恶热，汗出，口渴，尿黄，舌红苔黄，脉数有力。或见咳嗽，胸痛，咯痰黄稠；或见心烦懊侬（nǎo），坐卧不安；或见日晡潮热，便秘腹胀，痛而拒按，甚或谵语、狂乱，苔黄干燥甚则焦黑起刺，脉沉实；或见口苦咽干，胸胁满痛，心烦，干呕，脉弦数</td><td>气分恶热不恶寒，红黄有力渴大汗。气分湿热也汗出，苔腻脘腹有痞满</td></tr>
<tr><td colspan="2">注：教材气分证辨证要点有“气分湿热”症状，而证候表现却没有。关键词里虽然按辨证要点写了气分湿热的症状，但考试也没见出过问气分湿热的题</td></tr>
</table>

续表

<table>
<tr><th colspan="3">原文</th><th>关键词提示</th></tr>
<tr><td colspan="2">营分证</td><td>身热夜甚，口不甚渴或不渴，心烦不寐，甚或神昏谵语，斑疹隐隐，舌质红绛无苔，脉细数</td><td>营分夜甚口不渴，红绛脉细隐隐斑</td></tr>
<tr><td rowspan="3">血分证</td><td rowspan="2">血分实热证</td><td>身热夜甚，躁扰不宁，甚者神昏谵语，舌质深绛，脉弦数；或见斑疹显露、色紫黑，或吐血、衄血、便血、尿血；或见四肢抽搐，颈项强直，角弓反张，目睛上视，牙关紧闭</td><td>血实夜甚深绛弦，动血动风紧牙关</td></tr>
<tr><td colspan="2">注：各种出血（斑疹是皮下出血）统称“动血”，抽搐、强直、角弓反张、目睛上视等统称“动风”</td></tr>
<tr><td>血分虚热证</td><td>持续低热，暮热早凉，五心烦热，或见口干咽燥，形体干瘦，神疲耳聋，舌干少苔，脉虚细，或见手足蠕动</td><td>持续低热脉虚细，手足蠕动瘦舌干</td></tr>
<tr><td colspan="4">小结：温病诊断重舌脉。卫分舌边尖红，苔薄黄，脉浮数；气分舌红苔黄，脉数有力；营分舌质红绛，脉细数；血分舌质深绛或舌干少苔，脉弦数或虚细</td></tr>
</table>

续表

原文			关键词提示
传变	顺传	温热病邪按卫—气—营—血的次序传变。为温病发展演变的一般规律	按顺序传
	逆传	温热病邪不按上述次序传变，如邪入卫分后，不经过气分阶段而直接深入营分、血分，出现神昏、谵语等重笃病情。逆传标志着邪气太盛或正气大虚，病势更加危急凶险	不按顺序传

考题举例

单选题

1. 不属卫分证的是（　　）

A. 发热微恶寒　　B. 咽喉疼痛　　C. 咳喘胸闷
D. 舌苔黄厚　　E. 舌边尖红

2. 哪项不是卫气营血辨证的临床意义（　　）

A. 归类温病的不同证候
B. 阐明温热病的感邪途径
C. 揭示温病病情的浅深与轻重
D. 说明温病过程中的传变规律
E. 指导温病临床用药

3. 温病气分证的主要依据是壮热而（　　）

A. 恶寒　　B. 恶热　　C. 口不甚渴
D. 舌深绛　　E. 脉细数

4. 血分证与阳明腑实证均可见到神昏谵语，其鉴别要点是（　　）

A. 有无手足抽搐　　B. 起病的缓与急　　C. 发热的高与低
D. 有无便秘腹痛　　E. 病性之虚与实

5. 下列哪项是温病热入营分“口干反不甚渴”的机理（　　）

A. 津液耗伤不甚　　B. 津液逐渐恢复　　C. 热蒸营阴上潮
D. 邪热迫血妄行　　E. 邪热逐渐衰退

第四节　三焦辨证

考点分析

三焦辨证也不是考试重点，经常不出题，出题问的也不深。复习时先弄清三焦病涉及哪些脏腑，三焦“逆传”的含义。有时间再看关键词。

<table>
<tr><th colspan="2">原文</th><th>关键词（辨证要点）</th></tr>
<tr><td colspan="3">（一）上焦病证</td></tr>
<tr><td rowspan="2">邪犯肺卫</td><td>发热，微恶风寒，微汗出，头痛，咳嗽，鼻塞，口渴，舌边尖红，脉浮数</td><td>发热、微恶风寒、舌边尖红、脉浮数</td></tr>
<tr><td colspan="2">附类似证：❶ 温燥兼见“发热微恶风寒，有汗，咽喉疼痛，舌边尖红，脉浮数”
❷ 卫分证“发热，微恶风寒，头痛，口干微渴，舌边尖红，苔薄黄，脉浮数。或伴有咳嗽，咽喉肿痛”
❸ 风热犯肺“咳嗽，痰稠色黄，发热微恶风寒，鼻塞流浊涕，口干微渴，咽喉肿痛，舌尖红，苔薄黄，脉浮数”（邪犯肺卫跟哪个更像？）</td></tr>
<tr><td rowspan="2">邪热壅肺</td><td>或但热不寒，多汗，烦躁口渴，咳嗽，气喘，苔黄，脉数</td><td>但热不寒、咳喘、苔黄、脉数</td></tr>
<tr><td colspan="2">附类似证：肺热炽盛“咳嗽，气喘，胸痛，气息灼热，咽喉红肿疼痛，发热，口渴，大便秘结，小便短赤，舌红苔黄，脉数”（是不是很像？）</td></tr>
</table>

续表

<table>
<tr><th colspan="2">原文</th><th>关键词（辨证要点）</th></tr>
<tr><td>邪陷心包</td><td>甚则高热，神昏，谵语，舌謇（jiǎn），肢厥，舌质红绛</td><td>高热、神昏、肢厥、舌质红绛</td></tr>
<tr><td colspan="3">（二）中焦病证</td></tr>
<tr><td rowspan="2">阳明燥热（胃）</td><td>身热气粗，面红目赤，腹满便秘，渴欲饮冷，口燥咽干，唇裂舌焦，小便短赤，大便干结，苔黄燥或焦黑，甚则神昏谵语，脉沉实有力</td><td>身热、腹满、便秘、苔黄燥、脉沉实</td></tr>
<tr><td colspan="2">附类似证：
❶ 阳明腑实证“日晡潮热，手足濈（jí）然汗出，脐腹胀满硬痛而拒按，大便秘结不通，甚则谵语、狂乱、不得眠，舌苔黄厚干燥，或起芒刺，甚至苔焦黑燥裂，脉沉迟而实或滑数”。
❷ 肠热腑实证“腹部硬满疼痛、拒按，大便秘结，或热结旁流，气味恶臭，壮热，或日晡潮热，汗出口渴，甚则神昏谵语、狂乱，小便短黄，舌质红，苔黄厚而燥，或焦黄起刺，脉沉数有力，或沉迟有力”（哪个与阳明燥热更相似？）</td></tr>
<tr><td rowspan="2">太阴湿热（脾）</td><td>或身热不扬，头身困重，胸脘痞闷，乏恶欲呕，小便不利，大便不爽或溏泄，舌苔黄腻，脉细而濡数</td><td>身热不扬，脘痞欲呕、头身困重、苔黄腻、脉濡数</td></tr>
<tr><td colspan="2">附类似证：湿热蕴脾“脘腹胀闷，纳呆，恶心欲呕，口苦口黏，渴不多饮，便溏不爽，小便短黄，肢体困重，或身热不扬，汗出热不解，或见面目发黄，色鲜明，或皮肤瘙痒，舌质红，苔黄腻，脉濡数”（与太阴湿热像不像？）</td></tr>
</table>

续表

原文		关键词（辨证要点）
（三）下焦病证		
肾阴亏虚	身热，手足心热甚于手足背，颧红，口舌干燥，神倦，耳聋，舌红少苔，脉虚大	身热颧红、神倦耳聋等与阴虚症状共见
肝阴亏虚	或见手足蠕动，或瘛疭（chì zòng），心中憺憺（dàn）大动，神倦，脉虚，舌绛苔少，甚或时时欲脱	手足蠕动、瘛疭、舌绛苔少、脉虚等与阴虚症状共见
传变		
顺传	上焦－中焦－下焦，提示病邪由浅入深，病情由轻转重	
逆传	温热病邪由肺卫直接传入手厥阴心包经，为逆传。说明邪热炽盛，病情重笃	
三焦病证的传变过程，并不是固定不变的。有的病犯上焦，经治而愈，并无传变；有的又可自上焦径传下焦，或由中焦再传肝肾，也有初起即见中焦太阴病症状，也有发病即见厥阴病症状。此外，还有两焦症状互见和病邪弥漫三焦，临床当灵活掌握		

考题举例

单选题

1. 下焦病证的病位是（　　）

A. 肺与大肠　B. 脾与胃　C. 肝与胆
D. 肝与肾　E. 胃与大肠

2. 中焦病证的病位是（　　）

A. 胃与大肠　　B. 胃　　C. 脾与胃

D. 脾胃与大肠　　E. 脾

3. 三焦病证的“逆传”是指（　　）

A. 阳明胃传入太阴肺　　B. 太阴脾传入太阴肺

C. 太阴肺经传入心包　　D. 阳明胃经传入心包

E. 中焦脾胃传入上焦

多选题

可见但热不寒的病证有（　　）

A. 表热证　　B. 里虚热证　　C. 里实热证

D. 气分证　　E. 上焦病证